検診で見つかるがんの8割は良性がんである

過剰診断時代の予防がん学

渡辺決
Hiroki Watanabe

晶文社

装丁——岩瀬聡

はじめに

かなりの早期がんは放っておいてよい

がんは恐い病気です。がんがある段階まで進行すると、間違いなくそれで命をとられることになります。がんの末期には痛みや不安で苦しむ人が数多くいます。「がんは不治の病」だと広く信じられ、「そうなる前に何とかもっと早い段階で発見して治療してしまおう」と誰もが考えてきました。運よく治療に成功した人は「がんからの生還者」だとして世間から讃えられ、本人もちょっとした誇りを感じていたものでした。

この常識に、今強烈な反論が突きつけられています。かなり多くのがんはある時期に大きくなることを止め、別に治療しなくても寿命に影響がなく、生命活動にも何の支障もない――つまり「病気」とは言えない――ということが、ここ数年の間に分かってきたのです。しかし一部のがんは明らかにたちが悪く、放っておいたら必ず死に至ります。すなわちがんには「病気」のがんと「病気とは言えない」がんがあります。その差は何なのか。それらをどう見分けたらよいのか。そして一体がんとは何なのか。これまで200年に亘って築きあげられてきたがんに関する知識と学問が、今音を立てて崩れ去ろうとしています。

すべてのがんが「不治の病」という訳ではなく、したがって「早期診断・早期治療」が必須の対策でもなく、多くの「がんの生還者」のがんは別に何もしなくとも死とは無関係だったのだと知らされたら、きっと皆さんは唖然とされるのではないでしょうか。40年間がんの予防に直接携わってきた私自身も、一時呆然としました。私がやってきた努力は一体何だったのだろうかと悲観もしました。しかししばらくして、この2010年代になって初めて分かってきたがんの一面こそ、実は私たちががんを制御するための最重要のキーポイントなのではないかと考え始めました。そしてそのキーポイントを活用するために直ちにとらなければならない対策は、一般の方々が一刻も早くこの事実を「正しく」認識することだと気づきました。

問題は、一般の方々ばかりでなく、現在がんの診療に当たっている医師自体のうちにこの衝撃的な事実をよく理解している人がどれだけ居るかという点です。私の推測では多分10%も覚束ないでしょう。多くの医師は善意で、放置してよいがんに対して毎日必要もなく意味もない治療を施しているのです。これが漸く日常の会話の中でも話題となってきた**「がんの過剰診断」**問題の本質です。

このような状況で、一般の方々と現場の医師の両者とともにこのがんの特性に関する新知識をわかち合いたい――これが本書を企画した直接の動機です。ただこの過剰診断問題は、実際に起こっている現象ばかりが報道されているだけで、何故それが起こるのか、それをどう解決したらよいのかという本質的な疑問に対して、きちんと応えている人は見当たりません。それらを理解するには、「がんとは何か」「がんはどうしてできるのか」「がんはどのようにして大きくなるのか」といった多くのがんの基礎的な知識を総合的かつ立体的に構築する必要があるからです。読み返してみてまだとても十分とは言えませんが、本書は少なくとも概念的にはそのような立場から執筆を試みました。

私は今から40年前に、自分で世界最初の前立腺検診を開始し、それが世界中に広く普及しながら、つい最近になって過剰診断問題に突き当たり挫折しつつある現場を、ずっと目の前で眺めてきました。そしてこの同じ問題が、前立腺のみならずすべての臓器のがんに共通する現象であることに気づきました。そこで本書では、まず私自身が前立腺がんを通じて辿ってきた道を時間経過とともに振り返りながら、「がん検診」という手段の利点と弱点を考えてみたいと思います。

そして「がん検診」は、あくまでもがんを予防するための手段のひとつであり、がん予防の目的にはほかにももっと優れた手段があります。この分野は一般的に「がんの予防医学」とひっくるめて呼ばれており、やはり21世紀に入って、大きな変貌を遂げつつあります。本書では次の段階で、この**「がんの予防医学」**全体の現状と将来について論じます。

ただ本書のタイトルには、「予防がん学」という、日本語ではまだあまり聞きなれない用語を使わせていただきました。これは英語の preventive oncology という、ちょっと格好よく耳に響く術語を翻訳したものです。そして私が、この領域の私の恩師であると勝手に決めている国立がんセンター（当時）初代疫学部長・故平山雄先生（１９２３‐１９９５）が、先生の最初の著書の題名に選ばれた用語です。先生は我が国のがん疫学の開祖であり、がん予防医学の先達でした。受動喫煙とがんとの関係を最初に指摘した人であり、本書にも先生の遺された資料がたくさん出てきます。先生がこの世を去られた後、予防がん学はここまで進展し、ここまで実現してきました。

よって本書を、我が国の予防がん学の先駆者、故平山雄先生に捧げたいと存じます。

平山雄：予防ガン学――その新しい展開。メディサイエンス社、東京、1987.

検診で見つかるがんの8割は良性がんである

目次

6

意図的監視のすすめ　過剰診断問題にどう対応するか

9 それぞれのがんの予防がん学 がんごとに予防法は異なる

10 では現実にどの順番でがんを予防したらよいか 三大リスクは「たばこ・酒・不衛生なセックス」

1

前立腺がん検診

その開発と発展の歴史

前立腺とは?

まず、前立腺とはどんな臓器なのか、その解説から始めましょう。

前立腺は、一言で言うと精液の液体部分を作っているところです。精液は、前立腺で作られた前立腺液に、精巣(睾丸)で作られた精子が浮いているものです。ですから前立腺は男性の性機能にとって非常に重要な役目を担っており、何かの原因で前立腺の発育が妨げられた人では、子どもを作る機能が失われます。

尿は背中の両側にある腎臓で、血液を濾すことによって生成されますが、できた尿は背中の両側を下腹部まで下降する尿管を通って膀胱に注がれます(図1-1)。膀胱に溜った尿は尿道から排泄されますが、男性では、尿道の膀胱から出たばかりの付け根に、尿道をくるむように前立腺が存在します(図1-2)。性的興奮が起こると、精巣で作られた精子は左右一対ある精管(鼠蹊部を通って後方から前立腺を貫通し尿道の前立腺にくるまれた部分に開口する)を通って尿道に排出されますが、ここで前立腺から分泌された前立腺液と混ぜ合わされ、さら

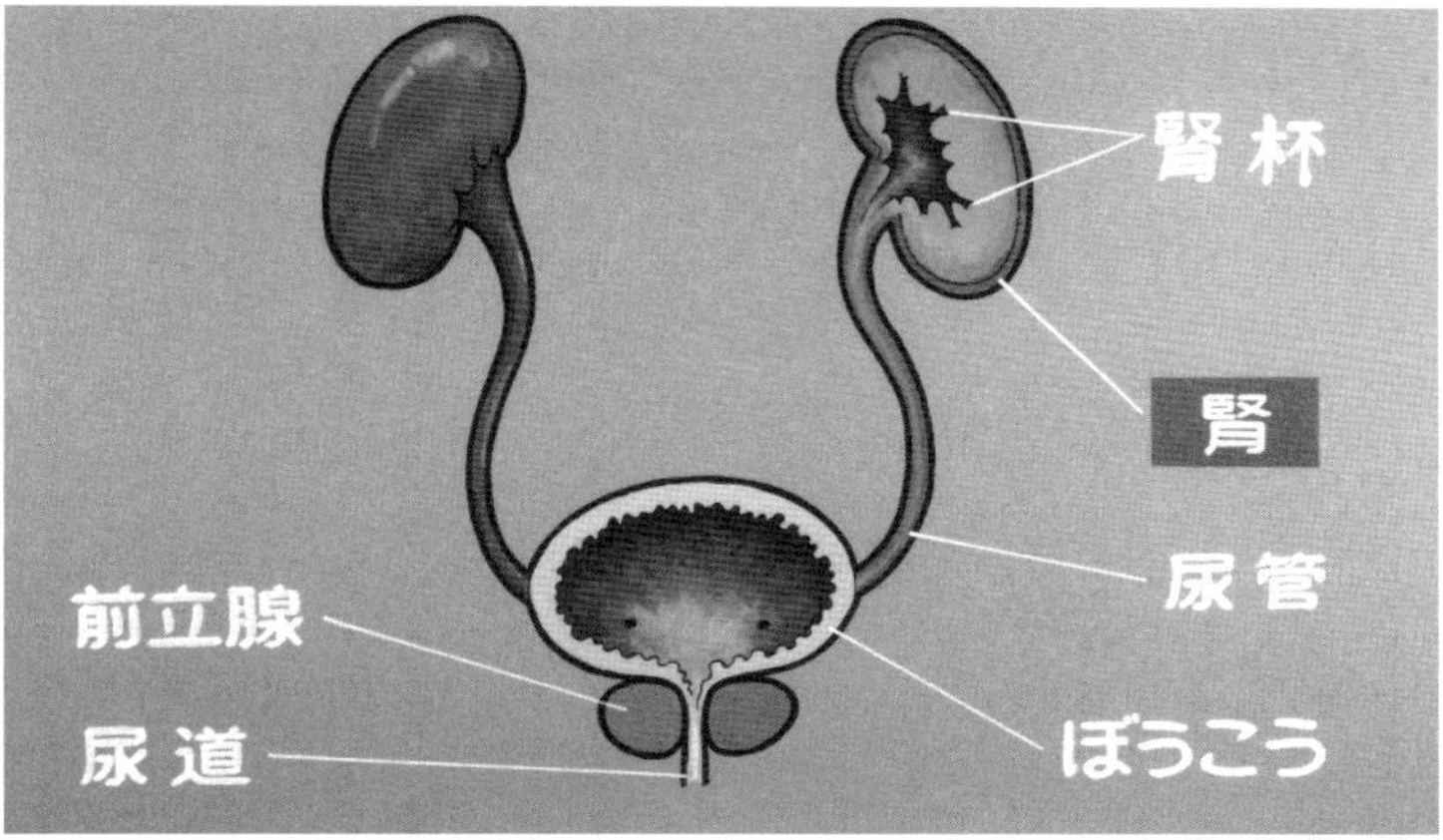

図 1-1　泌尿器の解剖図

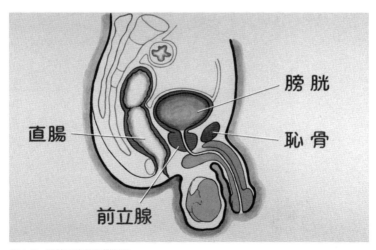

図 1-2　男性下腹部の縦断図

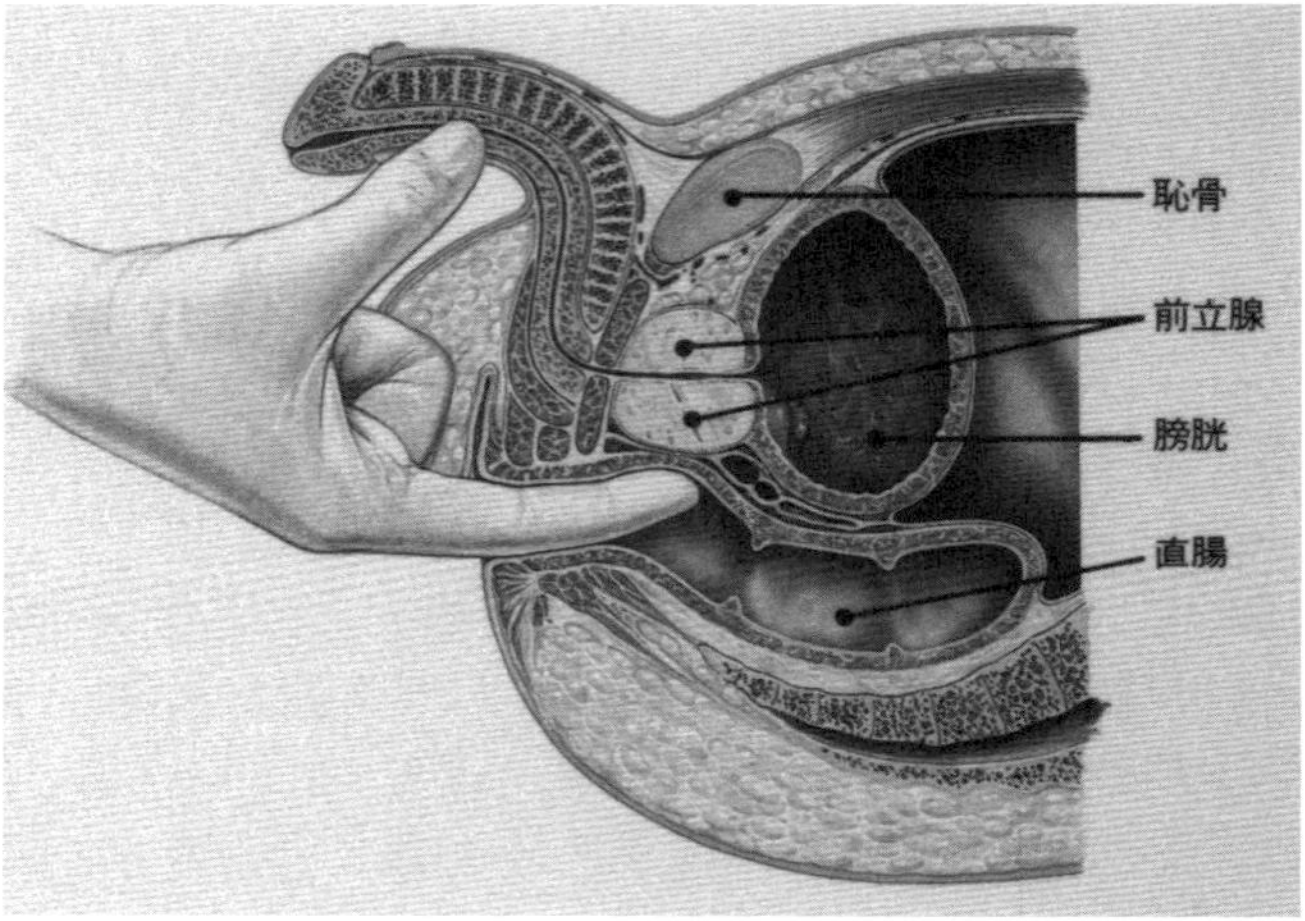

図 1-3　前立腺の直腸内指診

に興奮が高まるとこの混合液（精液）が尿道から体外へ排出されます。これが射精現象です。1回の射精には、数億個の精子が含まれています。

前立腺に出る主な病気は前立腺肥大症と前立腺がんの二つです。前立腺肥大症は高齢男子の20-30％に見られるありふれた病気で、私は「男性国民病」と呼んでいます。尿が出にくくなる排尿障害が主な症状ですが、がんとは全く関係なく、最近はよく効く薬剤がたくさんあり、あまり怖れる必要はありません。

成人の前立腺の大きさはクルミ大（10-20g）で、そのすぐ後方に位置する直腸に指を入れるとよく触れることができます。これがギリシャ時代から知られた最も簡単な前立腺の診断法（直腸内指診、図1-3）で、正常な前立腺は適度の弾性をもつ均等な柔らかさで触れますが、がんになると硬く大きく感じられ、さらに病気が進行すると前立腺の周囲までがんが浸潤している状態も知ることができます。40－50年前までの泌尿器科医たちはこの指の感覚にそれぞれ誇りをもっていて、これだけですべての前立腺疾患を診断していたのです。

経直腸的超音波断層法

１９６０年に東北大学医学部を卒業し、泌尿器科医の道を選んだ私は、１９６７年に母校の講師に就任し、泌尿器科学教室の前立腺研究班のリーダーを任せていただきました。当時の前立腺の診断法は直腸内指診だけで、私たちは「指に目をつけろ」と教わりましたが、何とも心許ない限りでした。そこで私は何か新しい前立腺の診断法を見つけたいものと日夜考えていましたが、最初に思いついたのは、直腸の中から排尿時に尿が流れる音を聴いて前立腺の異常を知ろうというアイデアでした。早速電気聴診器の専門家を探したところ、大学病院のすぐ向かいにある東北大学抗酸菌病研究所（現・加齢医学研究所）の田中元直講師（のち教授）が詳しいという話を聞きつけ、訪ねてみることにしました。

その時私は知らなかったのですが、実は田中先生は心臓超音波診断の最先端の研究者で、既に動いている心臓の断面の画像化に世界で初めて成功していた人でした。これは体表から超音波走査を行ったものでしたが、先生はもっと良い画像を得るためにさらに心臓に近い場所から走査しようと、口から細長い棒状の超音波探触子を食道の中に挿入するための器械を新規開発しました。ところがこの探触子は太さが２㎝近くあり、イヌでは何とか挿入できたものの人体には苦痛が強くて使用できず、田中先生はどこか他に応用できる場所はないものかと探していました。そこへたまたま私が電気聴診器の話を聞きに押しかけてしまったのです。つまらない聴診器のアイデアはたちまちどこかへ飛んで行ってしまい、次の日私はちょうど入院していた前立腺肥大症の患者さんを口説いて田中研究室へ連れて行き、先生にお願いしてその器械を直腸内に挿入（図１－４）してみました。すると図１－５に示すような美しい前立腺の断層像が簡単に得られました。患者さんに苦痛は全然ありませんでした。ＣＴが市販される10年前、ＭＲＩが普及する20年前のことであり、人類が初めて見た、生きている人体の前立腺断面でした。私はブラウン管に映る画像を眺めながら、この方法を使えばこれまでやれなかったあの研究もできる、この研究もできると思い描き、本当に目の前が薔薇色に輝くのを感じました。今から50年前、１９６７年秋のことです。

渡辺 泱、加藤弘彰、加藤哲郎ほか：超音波断層法による前立腺診断。日泌尿会誌 1968, 59: 273-9.
Watanabe H, Kaiho H, Tanaka M et al:Diagnostic application of ultrasonotomography to the prostate. Invest Urol 1971, 8: 548-55.

しかし田中先生の探触子が良質な断層像を描出してくれたのはこの最初の一回きりで、次の日からは何人患者を試してみても前立腺らしい画像は写りませんでした。

後からその原因は振動子のダンパーに水が入ったためだと判明しましたが、もし私がこの方

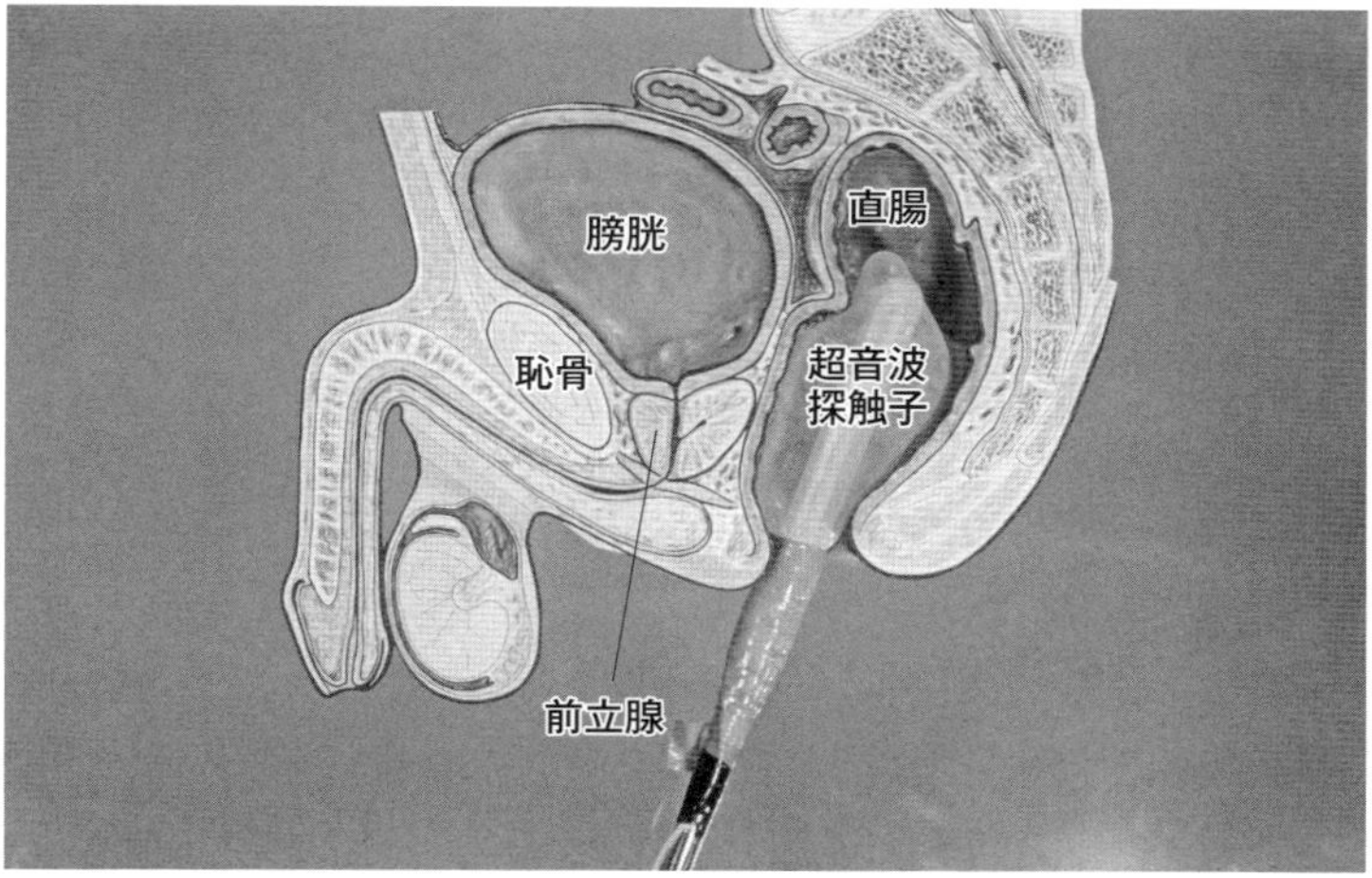

図 1-4　経直腸的超音波探触子挿入模式図

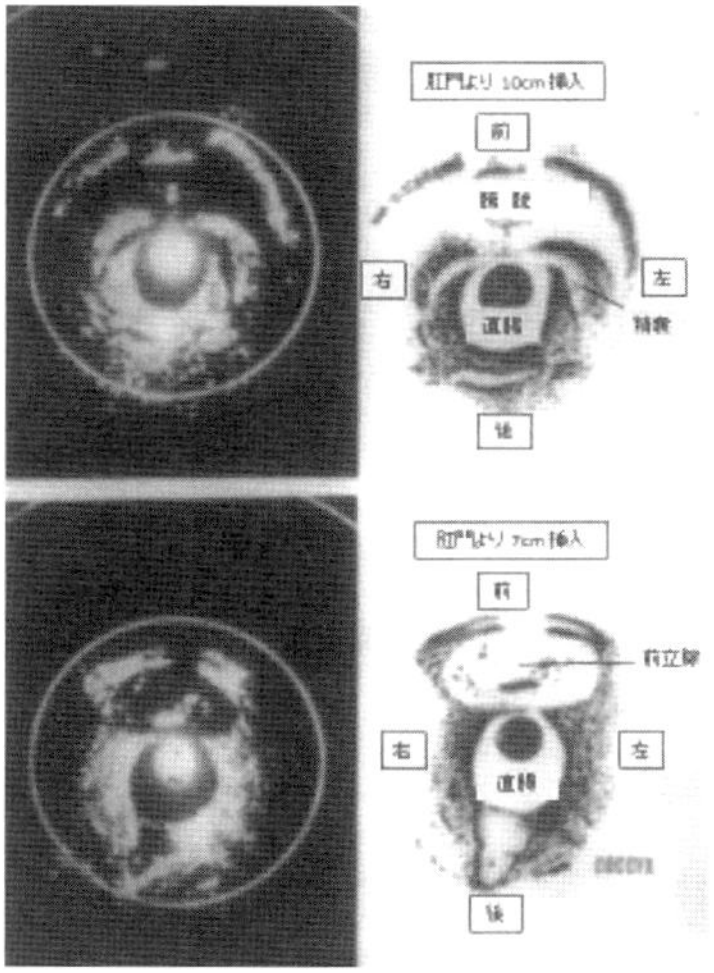

図 1-5　世界で最初に得られた前立腺超音波断層像（1967 年）

法の存在を知った翌日ではなく数日後に患者を連れて行き、いきなりそんな劣悪な像を見せられていたら、とてもこの新しい検査法に飛びつく気にはならなかったでしょう。だから私はいつも教室員に、「思いついたら次の日に実行しなさい」と発破をかけてきました。幸運の女神は一度しか微笑んでくれません。その前髪を摑めるか否かが、運命の分かれ目です。

私はこの新しい検査法を「**経直腸的超音波断層法**」と命名し、あちこちの医学誌に論文を投稿しましたが、それでも最初の15年間は誰も振り向いてくれませんでした。ある学会で発表した直後、当時我が国で前立腺の第一人者とされていた某教授が演台のそばに来られ、「君、いくら新しい方法を発明しても、この道40年の僕の指には敵わないよ」と仰られたのは、忘れることができません。ところが１９８０年代に入ると、当時触診しかなかった前立腺がん診断法の切り札としてこの方法が米国で爆発的に普及し始め、それを見た我が国にもやっと導入されるに至りました。その後出現したＰＳＡにがんの早期診断の座は譲りましたが（後述）、前立腺の大きさ計測や生検のガイド法、それに前立腺肥大症の診断法としては他に代替手段がなく、今は世界中の泌尿器科クリニックでこの器械を置いていないところはないでしょう。些かなりとも人類のために貢献できたのではないかと、自負している次第です。

我が国の前立腺がん

さて、前立腺がんは今でこそ男性高齢がんの代表として知らない人はいませんが、私が泌尿器科医になった頃の我が国は胃がんの全盛時代で、前立腺がんなどは「そんなところにもがんが出るのか」という程度の認識しかありませんでした。しかし欧米では当時からすでに肺がんと死亡の1、2位を争うほど多いがんであり、したがってこの疾患に関する研究は欧米でのみなされていました。

図1‐6をご覧ください。これは1978‐1979年の前立腺がんの年齢調整死亡率の国別の比較です。死亡率とは、その病気で人口10万人あたり1年に何人死ぬかを示す値です。しかしがんは高齢者に多い病気なので、人口構成上高齢者が多い国では、少ない国に比べて当然がん死が増えます。そこで国ごとのがん死の多さを比較する場合には、ある架空の人口構成のモデルを作って、それぞれの国の人口構成をそのモデルに当てはめ、死亡率を計算しなおして比べるようにします。我が国では、昭和60年（1985年）の人口構成がモデルとしてよく使われます。この計算しなおした死亡率を「年齢調整死亡率」と呼ぶのです。「年齢調整死亡率」という数字は、この後も本書によく出てきますから、その意味を理解しておいてください。

さて図1‐6を見ると、今から40年前には、前立腺がんは欧米人に多く日本人には極めて少なかったことが、一目瞭然に了解できます。ところがその後、わが国の前立腺がんは突然増加し始め、その増加率はあらゆる部位の中で最高となります。図1‐7は、我が国の前立腺がんの罹患数（実数）の変化を、かつて我が国で最も多いがんであった胃がんの罹患数（男性）と、5年ごとにプロットして比較したものですが、胃がんが既に近年頭うちなのに比べ、前立腺が

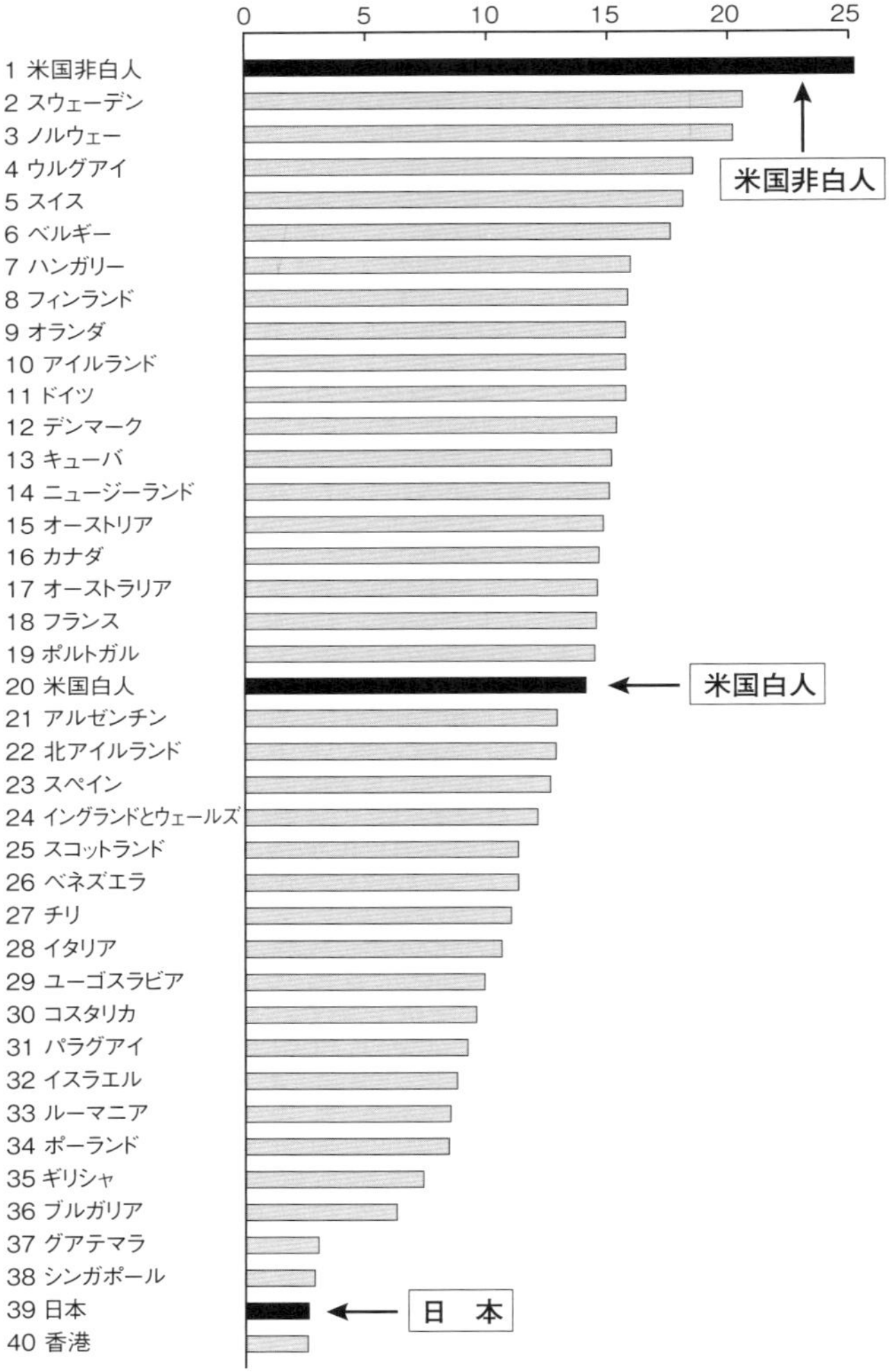

図 1-6　前立腺がん年齢調整死亡率の国際比較（栗原ら，1978-1979）

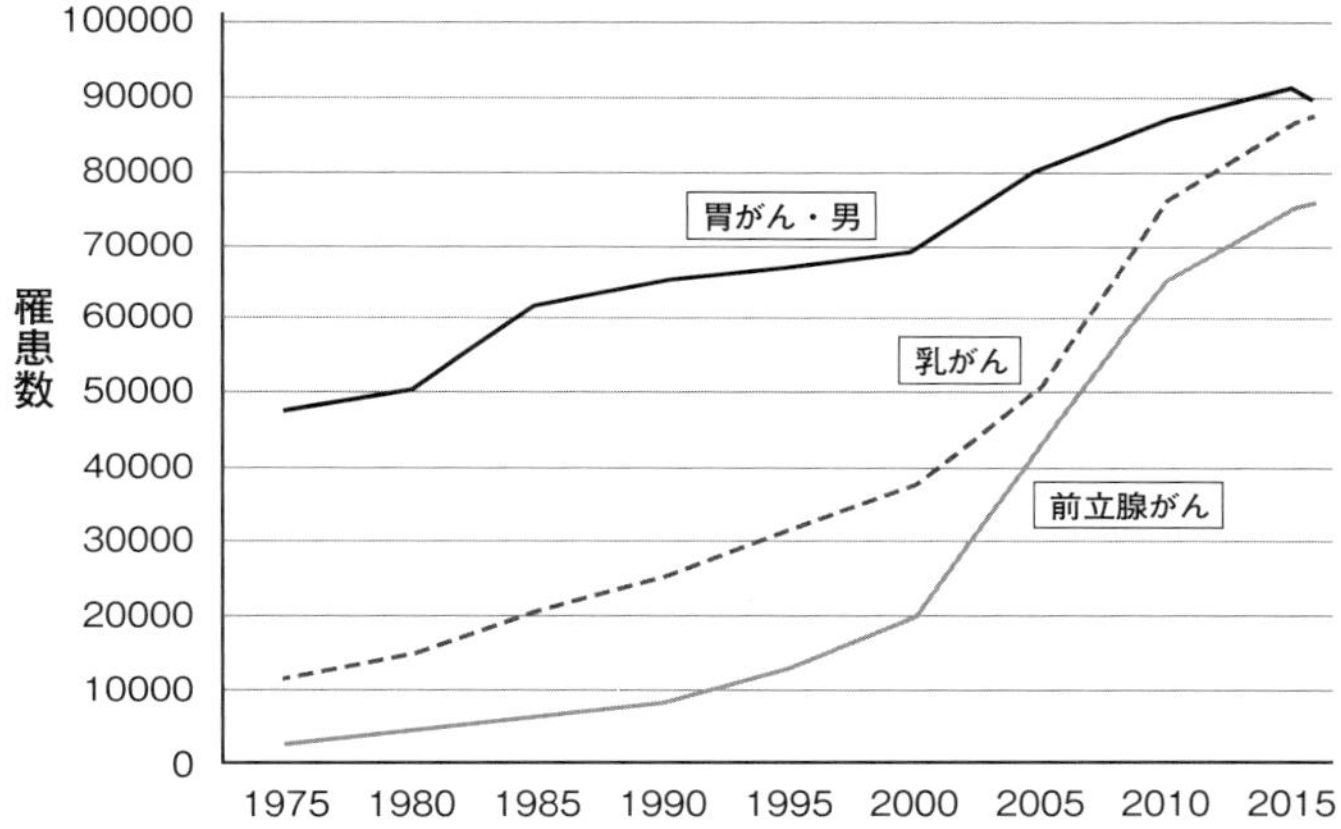

図 1-7　我が国における胃がん（男性）・前立腺がん（男性）・乳がん（女性）の罹患数の推移（1970-2014）

んがこの40年間にどれほど急激に増加してきたかをお分かりいただけるでしょう。2017年の非公式な予測値では、前立腺がん罹患数（9万2600人）は遂に胃がんを追い越して、男子では最も多いがんになったようです。

何故欧米では昔から多かった前立腺がんがかつて我が国では少なく、それが何故我が国で急増して欧米同様に多数を占めるようになったかという問題は、がんの性質を知る上で非常に重要な鍵であります。男性の前立腺がんだけでなく、図1‐7に点線で併記した女性の乳がんも全く同様な傾向を示しています。「我が国の社会の急激な欧米化」によって、病気のパターンも欧米化したのだというのが、当面の無難な回答ですが、似たような現象はがんのみならず他の多くの病気においても散見され、病気と社会との密接な関係を示す好個の例です。この問題については、第7章でまた触れるつもりです。

超音波による前立腺検診の試行と実用化

私が在籍していた東北大学は、我が国の集団検診のいわば発祥の地でした。古賀らによるX線間接撮影を用いた結核検診・黒川らによる検診車方式の胃がん検診・野田らによる宮城方式と呼ばれた開業医レベルでの細胞診を軸とした子宮がん検診などが、いずれもここを母体として巣立ってゆきました。ですから私が経直腸的超音波断層法の実用化に成功し、この方法が従来の触診に比べて飛躍的に高い診断能力を有し、しかもほとんど無侵襲であることに気づいた時、これで新しい集団検診システムを作ってやろうと思い立ったのは、極めて自然な成り行きでした。

まず1975年に、宮城県対がん協会の久道茂所長（のち東北大学医学部長）にお願いして、検診センターに超音波の器械を持ち込み、胃がん検診受診者132人を対象に前立腺集団検診のモデル実験を試行してみました。がんは見つかりませんでしたが、無症状者の中から前立腺肥大症が14％も発見され、潜在患者が多いのに驚きました。

Watanabe H, Saitoh M, Mishina T et al: Mass screening program for prostatic diseases with transrectal ultrasonotomography. J Urol 1977, 117: 746-8.

翌１９７６年に私は京都府立医科大学に転任しましたが、その年の鮎の季節に、関連病院のひとつであった京北《けいほく》町立病院の山中祥弘院長が教室員を高雄の紅葉屋に招いてくださり、その席で京北町においてモデル実験を発展させたフィールド実験を実施しようということになりました。がん検診に対する批判が言われ出す10年以上も前のことでしたから、町当局の積極的な協力もすぐに得られ、早速次の月から55歳以上の全男子町民を対象に試行が始まりました。そういう訳で、現在は京都市に編入されてしまった京北町は前立腺検診の世界の発祥の地なのですが、今それを知る人はあまりいません。

こうして大規模な検診活動が開始されたのですが、前立腺肥大症はいやというほど検出されるものの、前立腺がん患者そのものが極めて少なかった当時、がんはなかなか発見されませんでした。大きな口をきいた手前困ったことになったなと悲観していたら、２年ほど経った１９７８年、担当の大江宏助教授が、前の週に生検（前立腺を直接穿刺し、組織を採取してがんの存在を顕微鏡で確認する方法）を行った2次検診受診者の中の2例ががんと診断されたことを報告に来ました（図１-８）。思わず大江先生と手をとりあって喜んだのをよく憶えています。

その後、１９８３年には前立腺専用の超音波検診車を開発し（図１-９）、北は北海道から南は宮崎県まで検診事業を遂行した結果、前立腺がんもどんどん見つかるようになりました。

Watanabe H, Ohe H, Inaba T et al: A mobile mass screening unit for prostatic disease. Prostate 1984, 5: 559-65.

これら一連の活動に先立つ1971年、ドイツでは高齢男子に年1回の前立腺直腸内指診を勧奨する政令が公布されていましたが、何ら具体的な施行過程を規定したものではなく、明確に対象を絞り記録性に優れた診断方法を用いて構築されたシステムとしての前立腺検診は、私たちの業績をもって嚆矢とします。その頃外国の研究者からはよく「何故世界で最も前立腺がんの少ない日本で最初に前立腺検診が行われたのか」と質問されたものでした。

超音波検診の最終成績を表1－1に示します。

Watanabe H: Mass screening program for prostatic cancer in Japan. Int J Clin Oncol 2001, 6:66-73.

PSA検診

そして数年が経過し、前立腺がんの診断にとって画期的な出来事が起こります。それがPSAの発見です。

PSA（前立腺特異抗原 prostatic specific antigen）は、ヒトの**前立腺組織一般に特異的な抗原で（前立腺がん組織に特異的ではない）**、米国のワン（Wang）らによって1979年に発見された分子量約3万4000の糖蛋白で、前立腺で生成され、血中へ移行します。これはたった1滴の血液で測定できる極めて精度の良いがんマーカーで、血液を濾紙に垂らして乾燥させ、

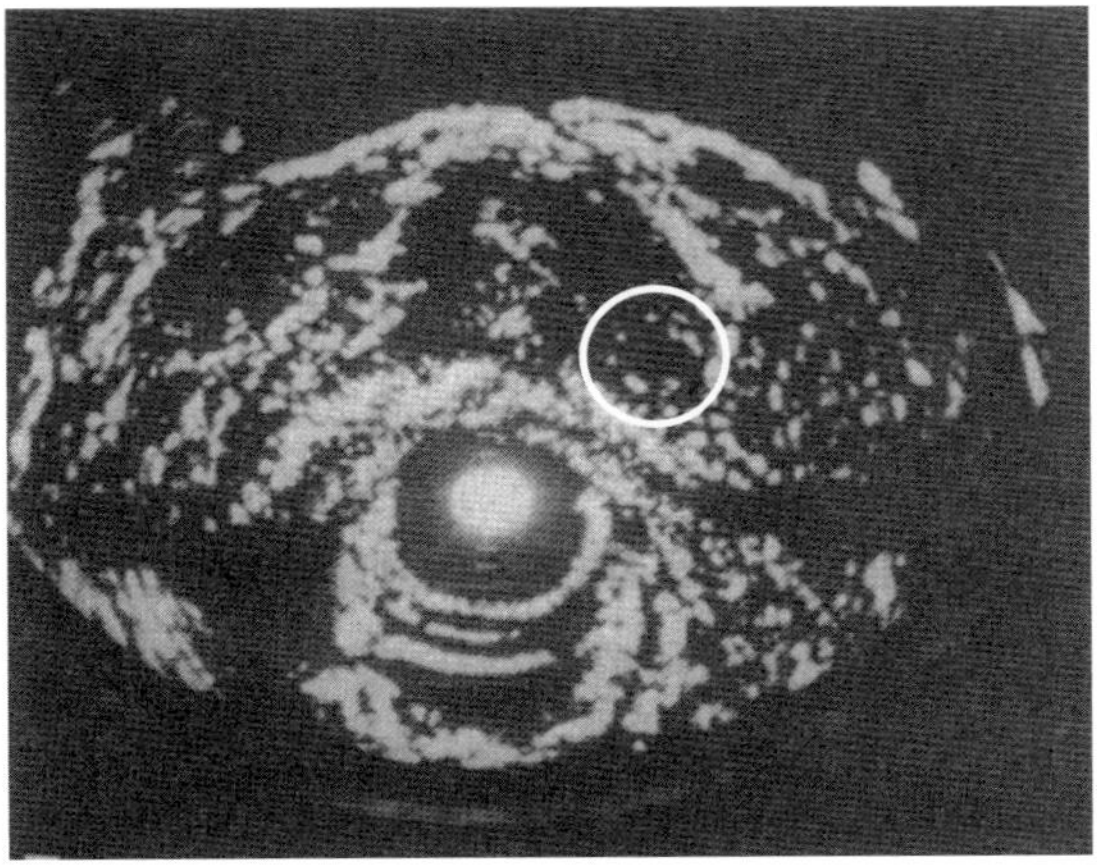

図 1-8　世界で最初に集団検診で発見された前立腺がんの超音波断層像（1978 年）。○印がん。

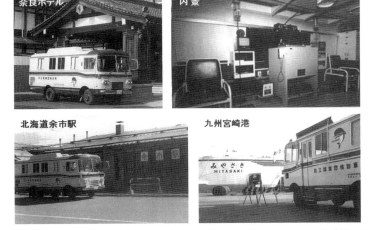

図 1-9　前立腺専用検診車「ドルフィン号」（1983 年）。2 台の椅子式超音波装置を搭載している。

1次検診受診者	9,070
2次検診受診者	2,252（24.8%）
前立腺がん	50（0.6%）
早期がん	25
進行がん	25
前立腺肥大症	1,808（19.9%）

表 1-1　超音波検診の成績（京都府立医大，55 歳以上男子，1975-1991）

保存しておいた試料からでも判定が可能です。

Wang MC et al: Purification of a human prostate specific antigen. Invest Urol 1979, 17: 159-63.
Watanabe H, Ohe H, Saitoh M et al: PSA assay of dried samples from the ear lobe on a filter paper with special reference to prostatic screening. Prostate 1995, 27: 90-4.
渡辺 泱：濾紙法による前立腺癌のスクリーニング検査。SRL 宝函 1996, 20: 48-53.

一般に検査法の「精度の良さ」は、**感度**と**特異度**で示されます。感度とはがんをどれほど正しくがんと判定できるか、特異度とはがんでないものをどれほど正しくがんでないと判定できるかを示す物差しです。感度と特異度との間には、いわゆる「トレード・オフ関係」（あちら立てればこちらが立たず）が強烈に示されます。極端な話、対象を全例がんと判定してしまえば感度は100％になりますが、その代わり特異度は限りなく0％に近づいてしまいます。どんな検査法でも、明らかにがんがあると思われる所見から明らかにがんがないと思われる所見までの間には画然とした境界がある訳ではなく、その間は徐々に移行し、中間的な所見を有する例が最も多数を示すのが普通です（これを統計学では**正規分布**と言います)。そこでがんの有無を判定するためには、正規分布のある1点でえいっと線を引き、そこから上はがん有り、下はがん無しと決める訳です。この線を**カットオフ・ライン**と呼びます。

カットオフ・ラインを低く設定すれば感度は上がり、がんの見落としは減りますが、その代わり特異度が下がり、がんでないものをがんと判定してしまう誤診が増えます。カットオフ・ラインを高く設定した場合には、その逆が起こります。ですからどんな検査法でも、カットオフ・ラインをどう決めるかはその検査法の死命を制するほど重要です。実際上は、感度・特異度ともに90%以上の検査法なら十分に実用的であると言えます。

がんマーカーには他にも多くの種類がありますが、小さながんでも確実に陽性を示す点、悪いがんほど高値を示す点、治療の有効性を判定でき、治療が無効になった時のがんの再発も早めに検知できる点などで、PSAほど優秀ながんマーカーは他に例を見ません。唯一の欠点は、前立腺組織に特異的であってがんそのものに特異的ではないため、前立腺肥大症(軽度のものも含めれば我が国の55歳以上男子の20-30%前後に存在する頻度の多い良性疾患で、がんと同じような排尿障害が起こるが、がんではない)でも高値を示し、陽性者を直ちにがんとは診断できない点です。専門的に言うと、感度は良いのですが特異度に問題があります。

具体的な数値を示してみましょう。厚生省(当時)は1996-98年に前立腺がんを我が国でも胃・子宮・肺・大腸・乳腺に次ぐ6番目の国家検診(法律で国民に受診を勧める検診で、

「対策型検診」ともいう）の対象とすべきか否かを検証するために、各領域の専門家からなる研究班（渡邉班）を組織しました。この研究班は55－89歳の一般の日本人男子のPSA値がどのように分布しているかについて全国調査を行い、その結果に基づいて我が国における最適のPSAカットオフ・ラインを4・0（4・0以下陰性、4・1以上陽性）に設定しましたが（表1－2）、その場合、がんの見落としは0・2％、すなわち感度は99・8％という大変良い成績でした。ただし特異度の方は、前述のように前立腺肥大症も陽性結果を示すためにかなり落ちるので、渡邉班ではPSA＝10のところにもうひとつのカットオフ・ラインを設け、4.1≦PSA≦10.0の範囲を「グレーゾーン」とすることにしました。するとグレーゾーンに入る対象者は全体の5％にあたりますが、その10％にがんがあり、グレーゾーンを超える対象者は全体の2％ですが、その40％にがんが証明されました。なお対象者全員の中での臨床がん検出率は1・3％で、この数値は日本中どこで検診を行っても大体一定です。

渡邉 泱：平成8、9年度厚生省がん研究助成金渡邉班研究成果報告書。京都府立医科大学泌尿器科学教室 1988.11.27.

実際の集団検診の場で、直腸内触診・経直腸的超音波断層法・PSAの感度・特異度を比較した結果は、表1－3に示すとおりです。PSAの優秀さがお分かりいただけると思います。

このような結果を踏まえ、渡邉班では前立腺がんも国家検診の対象とすべきであるとの結論を出したのですが、ちょうど班研究が終了した1998年に厚生省はすべてのがん検診の実施

PSA（ng/ml）	判定	対象者	がんの有病率
～4.0	陰性	93%	0.2%
4.1～10.0	陽性（グレーゾーン）	5%	10%
10.1～	陽性	2%	40%

対象者全員の臨床がん検出率＝1.3%

表1-2　我が国におけるPSA階級別前立腺（臨床）がん有病率
（55-89歳，厚生省がん研究助成金渡邉班，1998）

診断法	感度	特異度
触診	67%	95%
超音波	76%	96%
PSA	95%	96%

表1-3　前立腺がん診断法の感度と特異度（京都府立医大における前立腺集団検診の成績，1992-94，n=2,202）

を国家から地方自治体に丸投げしてしまったため、班の結論は陽の目を見ませんでした。そのため、今でも対策型検診は前述の５種のがんのみで行われています。

ＰＳＡ検診の死亡減少効果

さて、こうして一躍前立腺がん検診の主役に躍り出たＰＳＡの登場によって、前立腺がんの早期診断は極めて容易となりました。大雑把に言って、直腸内指診で判定できる前立腺がんの大きさは直径２cm以上、経直腸的超音波断層法では直径１cm以上ですが、ＰＳＡはがんが直径０・５cmになれば上昇し始めます。そしてがんの直径が1㎝あれば、経直腸的超音波断層法で監視しつつ会陰部や直腸内から穿刺針を誘導して、がんと思われる部分の生検が施行可能となり、がんの存在を客観的に証明できます。それ故PSAが出現した結果、1980年代後半から世界中で一気に大量の早期前立腺がんが発見され始めました。そして一時、これで前立腺がんによる死亡を皆無にできるのではないかという楽観論が支配的になったのです。

ところが、当初は発見されたがんはすべて手術（前立腺全摘出術）やホルモン療法（前立腺がんには注射や薬で男性ホルモンを遮断する治療法が非常に有効です）によって治療されていたのですが、そのうちにたまたま治療を断った患者さんの経過を見ていると、治療しないで何年放置しても生長（この領域の学問では、がんが大きくなっていく過程を「成長」とは言わず「生長」という表現を用いることが多いので、ここでもその習慣に従います）しないがんがかなりあることが気づかれるようになりました。すでにPSA発見後10年を経過した1980年代終わり頃には、圧倒的に前立腺患者が多い米国を中心に、このような生長しないがんまで一律に治療してしまう弊害（**過剰診断問題**）が強く叫ばれるようになり、1990年代に入ると、PSAでがんが見つかってもすぐには治療しないで慎重に観察を続け、大きくなった段階で治療に踏み切る、いわゆる**意図的監視**（active surveillance）の思想が広く支持され始めました。やがてこの考え方は世界中に普及し、我が国のガイドラインでも、早期局在がんの標準的対処法のひとつとして推奨されています。もう今では、小さながんが見つかってもすぐに治療しよう考える泌尿器科医は少数派です。そして現在、ＰＳＡで発見されたがんのうちで、生長するがんとしないがんとをどう鑑別するかが前立腺がん研究の最重要課題となっていますが、残念ながら未だ良い解決方法は見つかっていません。

このような状況を背景にして、２００５年に米国・欧州２組の**大規模症例—対照研究**（Randomized control study, RCT）によるＰＳＡ検診の効用に関する結果が、同時に発表されたのです。

がん検診というシステムは、あくまでも社会全体におけるがん死をなくすための手段として早期発見・早期治療を社会の構成員に強制する訳ですから、ただがんが発見され治療された人のがんが治ったというだけでは、その人が検診を受けなかったらがんで死んでいたかどうかが分からないので、検診の有効性を証明したことにはなりません。検診の効用を正しく証明するためには、ある一定の集団に対して検診を実施したことにより、集団全体のそのがんによる死亡が、実施前に比べて減った事実（**死亡減少効果**）を示さなければならないのです。

この検診の効用を正確に検証する作業（**大規模症例—対照研究**）は容易なことではありません。まず統計の偏りをなくすために数万人単位の大規模な対象を選び、それを検診する群（検診群＝症例）としない群（非検診群＝対照）に半分ずつ公平に割り付け、少なくとも十数年の間（がん患者の平均生存率の数倍）間断なく観察を続けなければなりません。非検診群に選ばれた人は、観察期間中絶対に検診を受けないよう監視する必要もあります。前立腺がんの場合、欧米社会では高齢男子の7〜8割は自主的にPSA検査を受けてしまっている現状で、この条件がどんなに厳しいかはお分かりいただけるでしょう。このように、RCTの実施には多大な経費と労力を要し、しかも非検診群に割り振られた人は検診を受けたくても受けられないという不利益を強制させられることになるので、不公平を極端に嫌う我が国では滅多に実行されません。しかしPSA検診を政策的に取り上げるべきか否かという問題は、前立腺がんががん死亡の最上位を占める欧米諸国にとっては喫緊の重要課題だったので、とにかく万難を排して米国で1組、欧州で1組のRCTが実行されたのでした。

結果はどうだったでしょう。何と期待に反して、米国のPLCO study（アンドリオール Andriole ら）では死亡減少効果なし、欧州のERSPC study（シュレーダー Schröder ら）では20%の死亡減少効果ありという成績でした。このあまりに低い数字には、がん検診に携わってきた誰もが驚かされました。何故なら、RCTで検診群（症例）に選ばれた人に発生したがんはすべて早期がんの時期に治療され、がん死には至らなかったのですから、従来のがんの概念（早期がんはやがて必ず進行がんになり、死亡がんは必ず早期がんの時期を経ている）からすれば、理想的には100%、少なくとも50%以上の死亡減少効果はあるだろうと、皆が予想していたからです。そこで、「非検診群に割り振られた人たちが内緒で検診を受けてしまっていたのだろう」（これを専門用語で偏倚 bias と言います）という非難が起こり、実際にPLCO study では偏倚がかなりあったようですが、どうやらそんなことで大勢が覆るものではありませんでした。

Andriole GL, Grubb RL, Buys SS et al: Mortality results from a randomised prostate-cancer screening trial. N Eng J Med 2009, 360: 1310-9.
Schröder FH, Hugosson J, Roobol MJ et al: Screening and prostate-cancer mortality in a randomized European study. N Eng J Med 2009, 360: 1320-8.

このような趨勢を受けて、我が国のＰＳＡ検診に対する評価も二分され、厚生労働省のがん検診全体を検証する研究班（浜島班）は「対策型検診としては推奨せず」（２００７）、日本泌尿器科学会は「ある程度の死亡減少効果は推定でき推奨する」（２００８）という、それぞれ正反対の提言を行っています。

どうしてＰＳＡ検診の死亡減少効果はこんなに低かったのでしょうか。それは従来から広く信じられてきた「がんが生長を止めることはない」というがんの黄金律が間違いであり、「かなりのがんはある時期に生長を止める可能性がある」からです。検診で発見されたがんの大多数は本来それ以上生長しないがんだったので、がん死亡には影響を与えず、それを治療したのは無駄だったからです。これはすべてのがん研究者にとって大変衝撃的な事実でした。

この問題を解明するためには、どうしても「がんとは何か」「がんはどうして発生し、どう生長するのか」、すなわち「がんの自然史」について知る必要があります。それを次章と次々章で詳述します。

［まとめ］

前立腺がん検診は、歴史的に見てがん検診の良い点と悪い点とを端的に示した好個の例でした。この検診を通じてがん検診の方法論が次々と開発され、多くの早期がんが発見されるようになりましたが、やがてがん検診の死亡減少効果は意外に小さいこと、そしてその主な原因はこれから述べる「過剰診断問題」にあるらしいことが明らかになってきました。

2

がんの成り立ち

発がんについて

まだよく分かっていないがんの発生メカニズム

病気には進行の早いものと遅いものとがあります。例えばサーズ（SARS）と呼ばれる重症急性呼吸器症候群では、病原ウィルスに感染すると数日の潜伏期の後に激しい肺炎を起こし、さらに数日のうちに1割の人は死んでしまいます。一方エイズ（AIDS）として知られる後天性免疫不全症候群では、病原ウィルス感染後次第に免疫機能が失われ、治療しなければ必ず死に至りますが、感染から死亡までにはたいてい十数年かかります。かつて我が国の国民病として恐れられた梅毒や結核も、こういう極めて進行が遅いタイプの病気です。

ここに挙げた例はいずれも感染症ですが、これらの病気とがんとでは決定的に違うところがあります。それは病気になった細胞の数の問題です。感染症の場合、サーズなら肺の、エイズなら白血球の、それぞれを構成する多数の細胞が同時に冒され、どんどん破壊されてゆきます。いわば同時多発性に病気が進行するのです。その結果肺の機能や白血球の機能が全体として低下してしまい、やがて人体全体の死を迎える訳です。ですから病気の進行が早いか遅いかは、臓器を構成する細胞の破壊がどの程度の速度で行われるかによって決まることになります。

これに対してがんの場合は、**発病の一番最初はたった1個の細胞ががん化するだけ**です。ただがん化した細胞は破壊されることなく、がんの性質を保有したままどんどん自律性に増殖してゆきます。1個の細胞が2個になり、2個の細胞が4個になり――というふうに、がんの細胞数は2の冪乗《べきじょう》で増えてゆき、それらの全体ががんの腫瘤として増大してゆくことになります。ですから、末期のがん腫瘤は大変な大きさになりますが、どんなに大きくとも必ず最初はたった1個のがん細胞から始まったことに変わりはなく、決して同時多発性に病気が進行することはないのです。

では最初の1個のがん細胞はどうしてできるのでしょうか。正常細胞ががん化することを「**発がん**」と言います。発がんのメカニズムについては、実はまだよく分かっていないというのが正直なところです。ただ現在最も有力な仮説は「**多段階発がん説**」と「**がん幹細胞説**」です。

ヒトの子どもはヒトになり、サルの子どもはサルになるのは何故かという疑問は、永い間人類を悩ませてきました。やがて生物は細胞から構成され、細胞の中の核には2個1対の染色体が複数存在し（ヒトでは23対46本）、細胞が分裂する際にはその対が1個ずつに分かれてそれぞれの分裂した新しい細胞の中に納まることが判明し、遺伝を司っているのは染色体であると考えられました。そしてその染色体の中で遺伝情報を担っている物質そのものは何かという探索が必死で続けられた結果、それはDNA（デオキシリボ核酸）と呼ばれる化合物が繰り返し連なり、1対の長い鎖状になった有機物が、お互いらせん状に絡み合ったもの（二重らせん構造）であるという事実が、有名なワトソン＝クリックによって1953年に明らかにされたのでした。DNAは4種の塩基を含んでいますが、非常に長い一連のDNA鎖の中の、ある位置における塩基の並び方（配列）が遺伝暗号を構成しており、この部分のDNAの組み合わせを「**遺伝子**」と呼びます。そしてこの遺伝子の遺伝暗号が、20種類のアミノ酸の配列を指示する、蛋白質の設計図となっていることも発見されました。

この発見はあまりにも劇的であったがために、その後の20世紀後半全般を通じて、あらゆる遺伝現象はすべて遺伝子によって説明できるという、ある意味で極めて楽観的な思想が主流を占めるようになりました。その当然の帰結として、全体で30億ほどあると考えられるDNAの中の塩基の全配列（これをゲノムといいます）を解読しようとする「ヒトゲノム計画」が、国際共同研究として1990年にスタートします。当時の技術では大変な時間と労力を要したのですが、ついに13年後の2003年、ヒト染色体の塩基配列がすべて明らかにされました。因みに現在の技術によれば、この解読は市販されている器械で数時間のうちに達成できます。

ところがすべての塩基配列が分かってみたら大きな矛盾が生じました。当初10万個以上あると推定されたヒトの遺伝子の種類はたった2万2287個しかなく、しかもその98・77%はチンパンジーのそれと全く同じものであることが判明したのです。ヒトに独特な遺伝子は数百個しかないことになり、これではとてもあの複雑な遺伝現象のすべてを説明するのは論理的に不可能です。そこで今世紀に入って、蛋白質の設計図としての遺伝子以外の要因による遺伝現象の研究が始まりました。

その一つの動きは「**ジャンク**」の検索です。非常に長いＤＮＡの塩基の全配列の中で、遺伝子と認識される部分の長さは実は数％しかありません。残りの90％以上の部分は遺伝的には何の意味も有していないジャンク（がらくた）だと、かつては考えられていたのです。ところが21世紀になって、この遺伝子以外のジャンク部分の配列が、実は別の情報として生かされているらしいことが分かってきました。

もう一つの動きは「**エピゲノム**」の検索です。ＤＮＡ鎖中の遺伝子の情報は、これに対応するＲＮＡ（リボ核酸）にコピーされ（メッセンジャーＲＮＡ）、その設計図のコピーに従って細胞内で蛋白質が合成されて生体を形作ることになるのですが、これらの過程の中で、ジャンクＤＮＡから蛋白質の設計図にならないのに作られた、ＲＮＡやＤＮＡに目印をつける蛋白質が、いつ、どのくらいの量の蛋白質を遺伝子情報から読み出して合成するかを操作していることが、知られてきました。この動きをエピゲノム（ゲノム以外という意味）と呼び、案外こちらの方が微妙な遺伝現象の本態なのではないかとさえ考えられるようになりました。

つまり遺伝子はコンピュータのソフトウェアであるプログラムのようなもので、生体が何か必要な動きをする際に、遺伝子をプログラムのように使って目的を達成するのであり、その「何か」が遺伝現象の本態なのではないかという考え方です。ＤＮＡと遺伝子の発見により、これで遺伝のすべてが理解できると信じた幸福な時間は、たった50年で終わりを告げました。遺伝現象の解明は、まだ気が遠くなるほど遥かな彼方にあるようです。

さてこのような遺伝に関する研究の歴史は、発がんの原因論にも極めて大きな影響を及ぼしました。既に述べたように、がんはたった1個の細胞ががん化することによって始まります。これは実験的にも臨床的にも動かし難い事実です。それなら正常な細胞とがん細胞の違いは何か。言い換えれば「発がん」とは何か。ＤＮＡと遺伝子が発見された20世紀後半なら、誰でもすぐに「遺伝子が壊れるからだ」と思いつくでしょう。早速がん細胞のゲノム配列が調べられ、大変な労苦の末に、１９８2年に発見された「ラス遺伝子」以後、がん細胞に特有な多くの「**がん遺伝子**」がみつかり、また逆にがん化を防ぐ「**がん抑制遺伝子**」の存在も明らかになりました。これらの業績は20世紀分子生物学の華だったのです。

このような時世を背景に、現在定説とされている「**多段階発がん説**」が登場しました。それは、「発がんの原因は何らかの刺激によって遺伝子に突然変異が生じ、それが次々と（多段階で）別の変異を呼ぶためだ」というものです。多くのがん細胞では複数の遺伝子変異が見つかるので、「がんの本質は遺伝子変異にある」と断じた訳です。ただここで気になるのは、「何らかの刺激」とは何かを全く規定していないことです。これまでの多くの研究で、細菌感染（胃がん）・ウイルス感染（子宮頸がん・口腔咽頭がん・肝がん）・たばこ（肺がん）などが発がんの要因になる（後述します）ことは分かっていますが、ではこれらの要因がどうやって遺伝子を変異させるのかについては全然説明がついていません。また多くのがんはこのような「要因」なしに発がんします。結局遺伝子の「突然な」変異が発がんの原因だと言っている訳です。「突然変異」は、有名なダーウィンの進化論の中心教義です。進化は「突然変異」と「自然淘汰」によって起こるというものです。しかしこの説は、やはり21世紀になってほぼ否定されつつあります。最近の遺伝子解析によって、アシカはイヌと、クジラはカバと極めて密接な近縁関係にあることが明らかにされました。ダーウィン説によるなら、イヌがアシカに、カバがクジラに進化する過程で無数の中間的な種が存在し、それらが自然淘汰されなければならない訳ですが、そんな証拠はどこにも存在しません。結局「突然変異」は偶然性に進化の原因を求めているのであって、「偶然性」に頼っている限り科学とは言えないでしょう。「多段階発がん説」も同じように、分からないことを「偶然」で説明しているに過ぎないのです。

また最近になって、「多段階発がん説」を真っ向から否定しかねない事実が発表されました。脳室上衣腫という脳に発生する珍しいがんがありますが、このがん細胞のゲノム解読を行ったところ、遺伝子変異はないか極めて僅かだったというのです。これは多段階発がん説の「がんの本質は遺伝子変異にある」という基本概念に反する深刻な出来事でした。遺伝子変異は発がんの必要条件ではないことが、臨床がんで証明された訳です。

Mack SC, Witt H, Piro RM et al: Epigenomic alterations define lethal CIMP-positive ependymomas of infancy. Nature 2014, 506: 445-50.

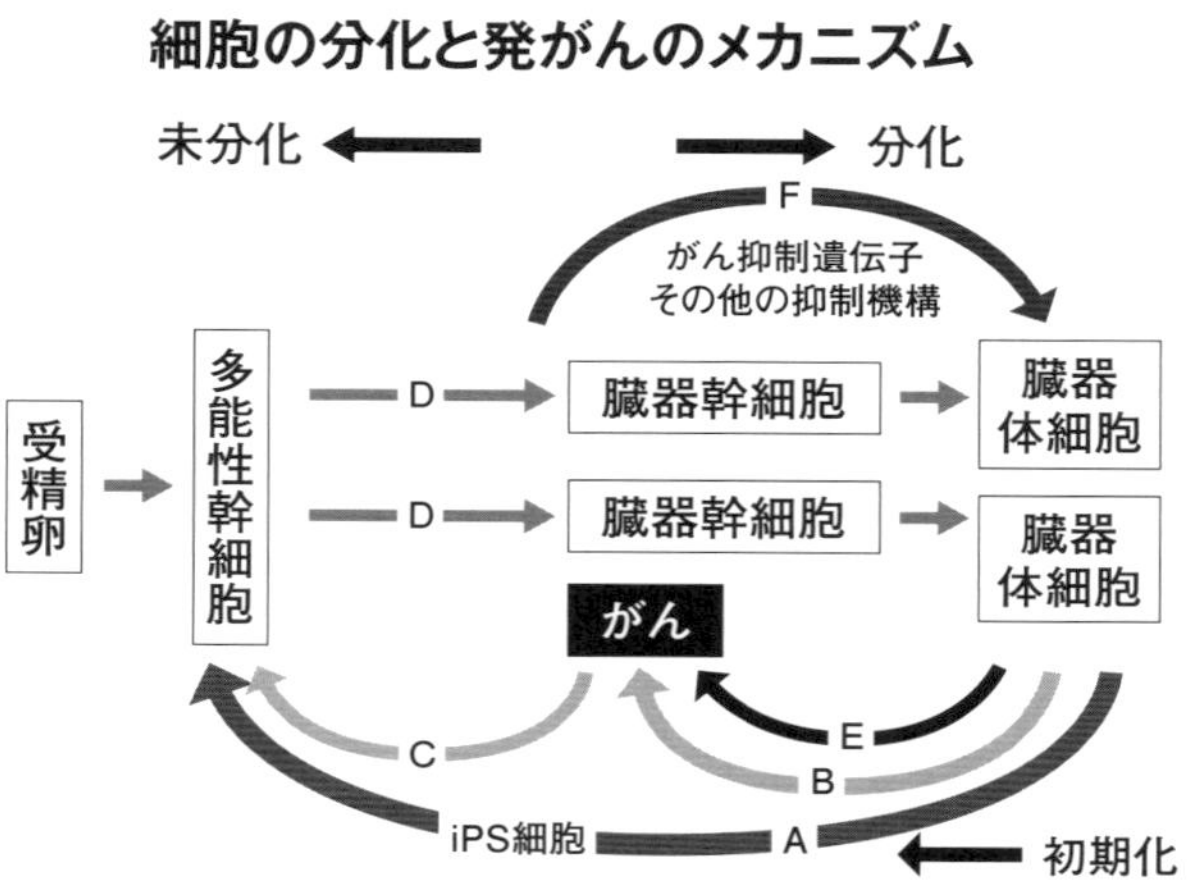

図 2-1　細胞の分化・初期化と発がんのメカニズムについての提案（渡辺）

さて、もう一つの発がん仮説に「**がん幹細胞説**」があります。「幹細胞」という言葉は、山中伸弥教授によるiPS細胞の発見でどなたにもお馴染みでしょう。ヒトのからだは37兆個前後の「体細胞」で構成されていますが、これらの体細胞はそれぞれの機能と同じ機能を持った細胞を複製できるだけです。これに対し「幹細胞」は、自分と同じ細胞を複製するほかに、将来いろいろな機能を持つことになる多種類の細胞を、組織的に生み出す（この過程を「分化」と言います）能力を持っています。胎児が作られる最初の段階は、受精が起こった受精卵から「多能性幹細胞」ができることです。この細胞はやがてからだ中の臓器を分化させる機能を有しています。次に多能性幹細胞から、心臓や腎臓などそれぞれの臓器を分化させる「臓器幹細胞」ができ、これらは一生それぞれの臓器の中に存在して、必要に応じ臓器を形成する臓器体細胞を生み出しています（図２－１）。

「がん幹細胞説」は、この臓器幹細胞の遺伝子に変異が蓄積し、やがてがん化してしまうと次々にがん細胞が作られるという考えで、幹細胞というものの存在が明らかになった時点で唱えられ始めた理論ですが、遺伝子変異の発生機転そのものの説明には、やはり多段階発がん説と同じく「突然変異」が挙げられています。ですから最初に述べたように、「多段階発がん説」によっても「がん幹細胞説」によっても、「発がんのメカニズムそのものについては、実はまだよく説明できていない」のです。

体細胞を中途半端に初期化するとがんになる？

ここで、私が考えた発がんのメカニズムに関するある突飛な提案をご紹介しておきたいと思います。これは全くの空論で、何ら実際の証拠はないものですから、そのつもりで読み流しておいてください。

京都大学山中伸也教授のｉＰＳ細胞の業績によって、これまで絶対にあり得ないと考えられてきた各臓器の体細胞を細胞分化の原点である多能性幹細胞まで戻す行程、いわゆる細胞の「**初期化**」が、実際に可能であることが明らかになりました。図２－１は細胞の分化と初期化の模式図ですが、この図で左から右へ向かう方向が多能性幹細胞から各臓器の体細胞ができる通常の分化の過程で、逆に右から左へ向かう方向が細胞をより未分化なものに戻す初期化の過程です。そして矢印Aの過程によってできた多能性幹細胞がｉＰＳ細胞です。

２０１４年は、細胞の初期化とがんとの関連性について衝撃的な発表が相次いだ年でした。まず1月24日に鳥取大学の三浦らは、肝がん細胞にある種のマイクロＲＮＡを導入すると初期化が起こって多能性幹細胞に戻り、がんの悪性度が喪失したという結果を発表しました。こうして戻った幹細胞からは再び正常な肝の体細胞を作ることができたそうです。図２－１における矢印Ｃ＋Ｄの過程です。遺伝子変異については調べられていません。

Tsuno S, Wang X, Shomori K et al: Hsa-miR-520d induces hepatoma cells to form normal liver tissues via a stemness-mediated process. Sci Rep 2014, 4: doi:10.1038/ srep03852, 2014.

1月30日には理化学研究所の小保方晴子らがＳＴＡＰ細胞の仮説を"Nature"に掲載し、体細胞はちょっとした刺激で簡単に初期化されると主張しました。ご存じのとおりこの論文は捏造であることが明らかになり撤回されてしまいましたが、もし本当にＳＴＡＰ細胞が作製できていたなら、後で述べるように発がんの概念に対して強烈なインパクトを与えた筈です。

2月14日になると、京都大学ｉＰＳ研究所の山田泰広教授らが、ｉＰＳ細胞の初期化中断実験について"Cell"に投稿しました。その直前に発表されて大変な反響を呼んだＳＴＡＰ細胞の話に比べて、新聞などでは地味な扱いでしたが、私が考えていたこれから述べようと思う発がんのアイデアが実際に具現化されたので、私はかなり興奮させられました。それは、ｉＰＳ

細胞作製の技術を使って腎の正常な体細胞を中途半端に初期化すると腎がん細胞になり（図2－1矢印B）、さらに同じ技術で初期化を進めると多能性幹細胞まで戻った（矢印C）という報告です。全過程を通じて遺伝子に損傷はありませんでした。

Ohnishi K, Semi K, Yamamoto T et al: Premature termination of reprogramming in vivo leads to cancer development through altered epigenetic regulation. Cell 2014, 156: 663-77.

さらに5日後の2月19日に英国のMackらが、前述の「脳室上衣腫のがん細胞には遺伝子変異がないか、あっても僅か」という論文を"Nature"誌上に発表したのです。これは「多段階発がん説」を否定する内容であったことは既に述べました。とにかくこの1ヵ月間のこの領域の激しい動きには、本当にびっくりさせられました。

考えてみると、遺伝子に変異が起こるというのは細胞にとっては相当重大な事態です。しかも突然変異が偶然性によって左右されるのなら、がんは我が国の死亡原因第1位とされるほど多い訳ですから、本当にしょっちゅう「偶然」が生じていなければならず、それでは「偶然」だとは言えなくなってしまいます。

そこで私の突飛な提案とは、もし体細胞が意外と容易に初期化できるのであれば、むしろ山田らが示した**体細胞の中途半端な初期化**の過程こそ、一般的な発がんの原因（図2－1の矢印E）なのではないかということなのです。この場合、遺伝子変異は発がんの必要条件ではなくなりますが、実際のがん細胞に見られる遺伝子変異はがんの**原因**ではなく、細胞のがん化によって細胞内に強烈な変化が起こったための結果だと解釈できます。

実は小保方らのSTAP細胞の仮説は、この考えを支持する非常に有力な根拠になる筈でした。何しろ体細胞はほんのちょっとした刺激で簡単に初期化してしまうという話でしたから。今となってはまともに信じる訳にはいきませんが、私自身にはどうもあのような現象があり得るように思えてならないのです。

ここでさらに想像を逞しくするなら、体細胞が秩序をもって完璧な体細胞としての状態を保つためには、細胞自体や周囲の構造物が常に相当なエネルギーを費やしているのではないでしょうか。つまり体細胞が臓器の要素として働くのは細胞にとって実はとても苦しいことであり、体細胞はいつも初期化されてもっと楽になりたいと考えているのではないかという空想です。そしてもしこの臓器を構成する細胞たちを秩序立ててゆく努力がうまく機能しなくなったら、体細胞はすぐにより無秩序な初期化に向かって進んでしまい（熱力学におけるエントロピー増大の法則では、物質は常に秩序の状態から無秩序の状態へと向かうとされています）、それが中途半端な状態で留まるとがん細胞になってしまうのではないでしょうか。最近たくさん発見されている「がん抑制遺伝子」などは、多分この体細胞が無秩序化するのを防止するための機構（図２－１の矢印Ｆ）の一部ではないかと考えることも可能でしょう。この考えを支持する研究が、２０１４年４月１日にｉＰＳ研究所の升井らによって報告されました。それによると、細胞の分化の方向性（例えば肝細胞になるか神経細胞になるか）を決定する目的をもったある種の転写因子が細胞内に存在し、同時にその同じ因子が細胞の初期化しようとする動きを阻害しているとのことです。すなわちこの転写因子は、体細胞が無秩序化するのを防止するための強力な機構の一部なのだろうと解釈できます。

Hikichi T, Matoba R, Ikeda T et al: Transcription factors interfering with dedifferentiation induce cell type-specific transcriptional profiles. Proc Nat Acad Sci 2014, www.pnas.org/cgi/doi/10.1073/ pnas.1220200110.

ただこの私の提案の難点は、「がん遺伝子を細胞に注入するとがんができてしまう」という、広く知られた事実をうまく説明できないことです。この事実は、「がんの本質は遺伝子変異にある」という中心教義の根拠ともなっています。この場合申し開きをするならば、「体細胞の中途半端な初期化が起こる過程で二次的にゲノムにがん遺伝子に相当する変異が生じ、この変異が生じると細胞のがん化はさらに促進される」のだと逃げるほかないでしょう。ただ山中教授がｉＰＳ細胞の作製（体細胞を初期化する）に成功した鍵は、「山中４因子」と呼ばれる４種の遺伝子を細胞に注入したことであって、そのうちの１種は既によく知られていたがん遺伝子であったことを思い出してください。細胞の初期化とがんには深い関係があるのです。何しろ前述のように、「遺伝子変異が全くない超悪性ながん」の存在も既に証明されているのですから、発がんを論じる際に遺伝子にばかりこだわるのは禁物でしょう。

この発がんの機構に関する新しいアイデアは、現段階ではもちろん想像の域を出ませんが、多分今同じことを考えている人もどこかにいることでしょうから、これからもこれを支持するエビデンスが挙がってくるだろうと期待しています。このアイデアの良いところは、少なくとも科学の敵である「偶然性」に発がんの原因を求めなければならない愚を避けられる点であることを、もう一度強調しておきます。

2016年度ノーベル賞を授与された大隅良典教授の**オートファジー**の研究も、発がんのメカニズムに大きな示唆を与えるものです。細胞内の不要物を処理するオートファジーの機構は、これがうまく作動しなかった場合には細胞そのものに強い障害をもたらすことを予想させ、その障害が発がんと何らかの関連性を有している可能性は否定できません。今後の研究の進展が俟《ま》たれるところです。

[まとめ]

発がんの真の原因は、実はまだよく分かっていません。今広く信じられている「遺伝子変異」論も、仮説のひとつに過ぎないのです。真の原因は生命現象の根源そのものに深くかかわっているものと思われます。

3

がんの進展

がんの自然史について

がん細胞の増殖（ダブリング）と自然史

前の章で、発がんの原因は実はよく分かっていないのだというお話をしました。しかし一旦からだの中に1個のがん細胞ができさえすれば、それから先がどうなるかについては、かなりの確実性をもって述べることができます。

人間は37兆個前後の細胞からできていることが最近の研究で分かってきましたから、直径5cmの大きさにまで増殖したがんの細胞数はざっと見積もって400億個ほどです。がんがこの位の大きさになると、大抵どんながんでも宿主（この言葉は本来寄生虫が寄生している動物のことを意味する生物学の用語ですが、がんの医学ではがんを抱えている人体のことを指します）は耐えきれずに死亡してしまいます。

このがん細胞の増殖の過程で、1個の細胞が分裂して2個になることを英語で**ダブリング**（doubling）、そのダブリングに要する時間を、**ダブリングタイム**（doubling time）といいます。日本語では「倍加時間」などと翻訳していますが、あまり良い語感ではないので、この章では

$$\text{がんの全細胞数}=(\text{分裂回数})^2=(\text{経過時間}/\text{DT})^2$$

DTという略語を使いたいと思います。1個の細胞が2個になる時も、2個の細胞が4個になる時も、DTはほぼ同一ですから、上の式のようにがんの全細胞数は分裂回数（経過時間をDTで除した値）の自乗となります。

このDTという数値は、がんの進行の速さを知る上で非常に重要で、これから話を進める上で何度も出てきますから、よく理解しておいてください。進行の速いがんはDTが短いがんであり、進行の遅いがんはDTが長いがんなのです。

ですからがんは、一朝一夕にできあがるものではありません。末期のがんはみるみる大きくなるので、がんの発育は非常に速いという印象をもちがちですが、それはがんの経過の最後の部分を見ているからであって、臓器に発生した1個のがん細胞がそれほどの大きさになるまでには、実際には何年何十年というちょっと想像しがたいような永い年月がかかっているのです。前述の数式のごとく、がんの細胞数（つまり大きさ）は経過時間の2乗で示されますから、がん全体の大きさは、グラフ上の $y=x^2$ の曲線のように、初めは極めて緩徐に、末期は極めて迅速に増大するのです。

このような、発がんが起こってから患者が死亡してがんも死滅するまでのがんの生長の歴史を、**自然史**（natural history）と呼びます。どんな疾患でも、その解明には自然史を知ることが重要ですが、特にがんの場合は、予防と治療のタイミングを決める上で自然史の知識が不可欠なのです。

ところが、がんの自然史を調べるのは実際には極めて困難です。何故かというと、患者ががんに罹っているのを知りながら、単にがんの経過を見るだけのために何の治療も加えず観察を続けることは、現実にはあり得ないからです。そのためがんの自然史の研究方法は、実際上次の二つに限られます。

まず個々のがん患者について、何らかの理由で無治療のまま、ある期間がんの進展が観察できてしまった場合があります。多くは患者さんの初診時に誤診によってがんを見落とし、後でがんと分かってからその目で以前の検査結果を見なおすと、やはり初診時既に初期のがんの所見があったと認められる場合です。この現象が特に起きやすいのは、多数の一見正常な症例を一定期間ごとに検査する、スクリーニングや集団検診の場であります。これは意図的なものではありませんが、それとは別に、がんと診断されたのに患者さんが自分の意志で治療を拒否したため、たまたま進展してゆくがんを観察できた場合もあります。このような個々の患者さんの所見に基づく研究方法を、仮に**各個観察**と名付けます。各個観察を解析する時に生じる問題点は、単独の事例で得られた結果を一般のがん全体に敷衍してよいのかという疑問です。

もうひとつの研究方法は、多数例において、いろいろな進展状況にあるがんの検査所見を集積し、いわゆる「ビッグデータ」として扱いながら、確率論的にがんの進展経過を類推する場合です。実際によく行われるのは、画像診断や組織診断によるがんの大きさの変化の追求です。これを、仮に**集団観察**と名付けます。この場合は多数例から平均的にものを論じることになりますから、どうしてもいくつかの仮説を採用しないと話が進みません。すなわち、以下に示す①〜③のような仮説です。

①がんは、発生すれば必ず生長を続けるものである。もちろん長い過程の間には、個々の細胞が増殖したり死滅したりすることがあってもよいが、がん全体を1個の集団として見たときには生長が継続されるということである。

②がんの生長の速度は、ひとつのがんごとに一定である。すなわち、ひとつのがんは常に一定のDTを有する。もちろん長い過程の間にはDTは変化してゆくが、少なくとも数年という単位の期間では一定であるとする。

③同じ種類のがんは、同じ生長態度を示す。すなわち、DTも同じだし、周囲への浸潤や遠隔部位への転移など、病気が進行してゆく状況も同じであると考える。

これらの仮説は、多くの例外は認められるものの、20世紀までのがん学では暗黙の裡に正しいと了解されていたことです。特に①は、近代病理学の開祖ウィルヒョウ（Virchow 1821−1902）がその著『細胞病理学』（1852）の中で述べている「**がん細胞は増殖する一方であり減少することはない**」という言葉に基づいた概念で、以後150年以上に亘ってがんの**黄金律**であったと言って差し支えないと思います。ただ③については、様々ながんに出会ってきた臨床医たちの間では否定的な意見をもつ人も多く見られました。

ところが、PSA検診のところで述べた「かなりのがんはある時期に生長を止める可能性がある」という事実が発見されたことによって、①②の黄金律もどうやら正しくない可能性が高まってきました。しかしがんの進展を議論する上では、「定型的」な生長モデルを提案し、それに基づいて個々のがんの様相を考究する必要がありますので、しばらくの間我慢して、読み進めてください。ここでは上記の仮説を正しいと仮定して、私が1987年に提案した**前立腺がんの自然史モデル**をご紹介しましょう。

渡辺泱：前立腺疾患の予防医学と総括。日泌尿会誌 1987, 78: 2278-9.
渡辺泱：前立腺癌の自然史。日本臨牀 2000, 58: 2000年増刊号（前立腺癌の診断と治療）。22-32.

コリンズのがん自然史モデル

がんの自然史を扱う上での古典的な業績として、コリンズ（Collins）らが提唱したモデルがあります。これは、前記の仮説①②③が成立するとした時に、がん全体の大きさがどのように増加してゆくかを、一個の細胞の直径を10ミクロンと規定し、極めて模式的な生長曲線（対数直線）として示したものです（図3-1）。コリンズは放射線科医で、別にがんの専門家という訳ではありませんが、紙の上の計算だけでがんの性質を端的に表現している点で、これはまさに頭の良い仕事の典型です。このモデルによると、がんの直径が1㎜になったところで大

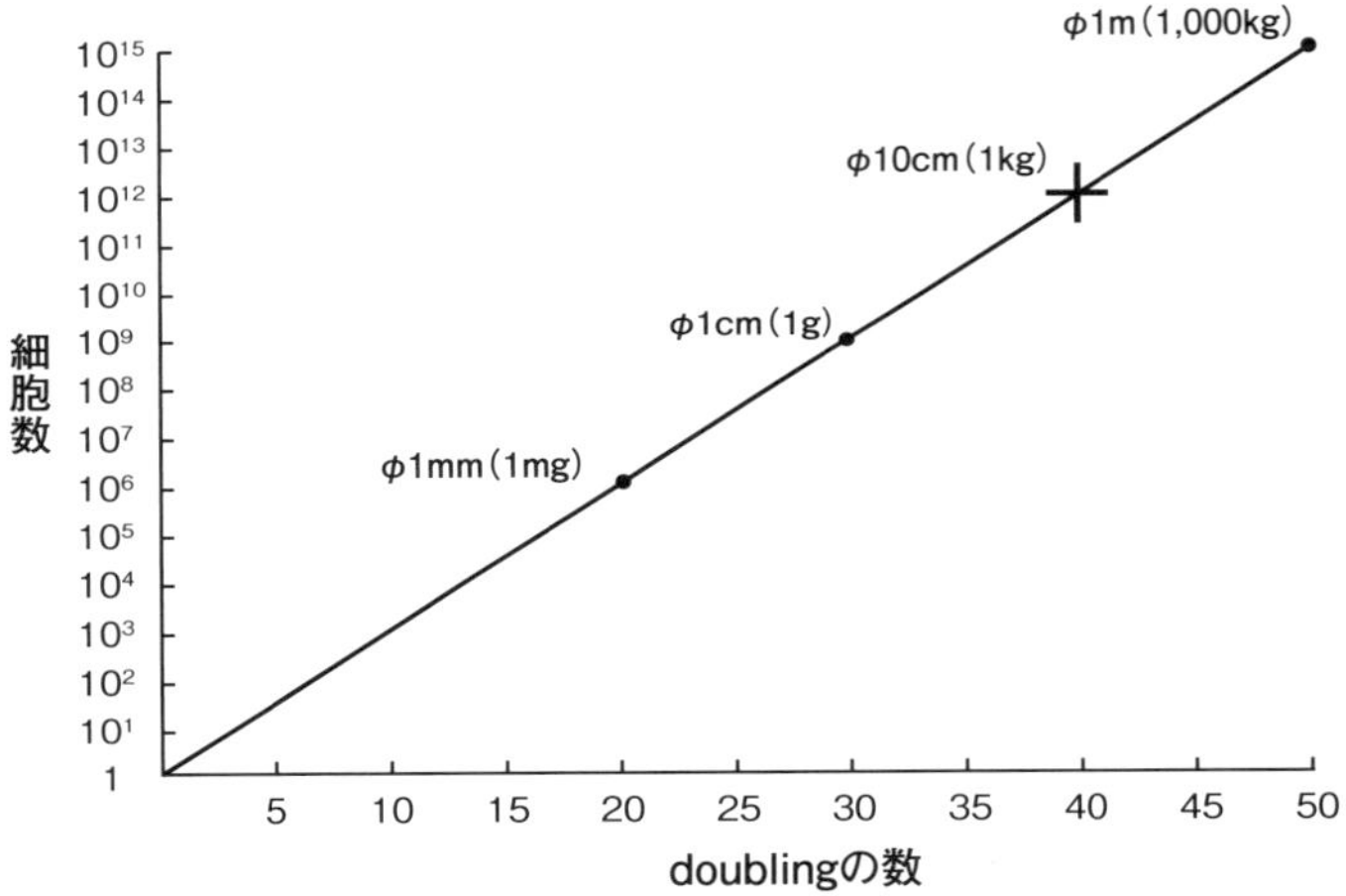

図 3-1　コリンズモデルによるダブリングの回数と細胞数・がんの大きさ

体10^6個の細胞数があり、そこまでのダブリングは20回となります。また直径が1cmのがんになると、細胞数が10^9個で、ダブリングが30回です。ダブリングが40回起こると、直径10cmで1kgの大腫瘍となり、ここで宿主ががん死するとともに、がん自体もその終末を迎えます。

Collins VP, Loeffler RK, Tivey H: Observations on growth rates of human tumors. Am J Roentgenol Radium Ther Nucl Med 1956, 76: 988-1000.

コリンズ自身は、最後には急速に生長するがんも、そうなるまでにいかに永い経過を辿っているかを証明したかったのですが、このモデルの特長は、がん腫の大きさが分かると、最初の発がんから何回ダブリングを重ねてきたかがグラフの上で読みとれるところにあります。したがって、もし何か他の方法でがんのＤＴが判明すれば、ただちにある大きさのがん腫が発がん後何年経っているかを推定できます。だからがんの自然史を説明する時にはよくこの論文が引用されます。引用することによって、仮説①②③の証明を省略してしまえるからです。

〝マクニール - 渡辺〟の前立腺がん自然史モデル

では、これらの仮説が正しいとして、がんの自然史モデルを考えてみましょう。がんの例として、また私の専門の**前立腺がん**を取り上げることにします。このがんにはまた、次に挙げるような、モデルを構成しやすい利点があるからです。

① 前立腺がんは、肺がんや膀胱がんのようにたちの良いものから悪いものまで様々ある（これを**多様性**と言います）がんと異なり、その**95％以上が腺がん**という腺組織からなる構造を持ち、症例全体の経過が近似しています（**多様性が少ない**）。そのため多数例を例外なく統計的に処理しやすいのです。もともと前立腺の大部分は精液の液体部分を作るための腺組織で占められていますので、そこから発生するがんも腺がんが主体なのです。

② ＤＴが多くのがんの中でも**最長**です。すなわち進行が緩徐なので、現象が見えやすいところがあります。

③ **画像診断**が他のがんに比べ特に発達しているので、がんの大きさを正確に計測できます。この目的には、第1章で述べた**経直腸的超音波断層法**が極めて有利です。更に最近普及した核

磁気共鳴法ＭＲＩも大変優れています。ざっと言って直径１㎝のがんなら、現在ではほぼ確実に画像によって確認できます。

④ **治療法が多彩**です。一般のがんの治療法と言ったら、手術・放射線療法・化学療法（抗がん剤）の３者ですが、前立腺がんではこれらの他に**ホルモン療法**が加わります。前立腺は元来生殖臓器なので、主として精巣（睾丸）で作られる男性ホルモン（テストステロン）の支配下にあり、生まれつき精巣の発達が悪かったり何かの理由で精巣を除去したりすると前立腺は萎縮してしまいます。それ故前立腺から発生する前立腺がんも男性ホルモンに依存しており、去勢術を施行すると（１９８０年代まで最も広く用いられた治療法でした）がんの生長は抑制され、これだけで治癒させ得る場合もあります。この現象を１９４１年に発見したのが米国の泌尿器科医ハギンス（Huggins）で、臨床家にはごく稀なノーベル賞（１９６６年度）を受賞しました。現在では去勢術と同じ効果がある多種の薬剤が開発されて広く用いられており、第一選択の治療法と言ってよいと思います。このように治療法が多彩なので治療開始後の生存期間が長く、その経過を十分観察できます。なお他のがんでホルモン療法が有効なものは一部の乳がんなどがあるだけです。

⑤ **ラテントがん**の研究が進んでいます。ラテントがん（latent cancer 潜在がんとも言う）とは、前立腺がん以外の疾患で死亡した人を解剖し、その前立腺を１㎜おきの薄さの連続切片に切り、顕微鏡で子細に検索した時に偶然発見されるがんです。その人は前立腺がんで死んだ

訳ではないので、発見されたがんは臨床がんとしての活動性はなく、治療の必要もなかったものです。すなわち細胞自体の病理所見は明らかながんなのですが、病的意義はありません。実際に一般の日本人高齢男子の30％前後は前立腺にラテントがんを持っていますが、そのほとんどすべての人は前立腺がん患者ではありません。前立腺以外のがんでラテントがんの存在が知られているのは甲状腺がんだけです。肝臓や腎臓など、他の臓器にもラテントがんは必ずある筈ですが、臓器が大きいため連続切片で検索するのが大変で、ほとんど研究がなされておらず、確認はされていません。全体の大きさが数十ｇに過ぎない小さな臓器の前立腺と甲状腺だけが、研究の対象になっているのです。

米国の病理学者マクニール（McNeal）は、この前立腺のラテントがん１００例を検索して、**ラテントがんは大きくなるに従い悪性度が高くなる**という、大変重要な事実を発見しました。すなわち容量が０・46㎖（直径１・２㎝）以下のラテントがんは、病理所見の上では明らかにがんなのに、全くがんとしての性格（周囲への浸潤や他臓器への転移）を示していませんでした。ところが容量０・46㎖以上のラテントがんでは被膜への浸潤が見られ、容量１・４㎖（直径１・８㎝）以上では被膜の貫通や遠隔転移が観察されました。つまりこの大きさになると、生前にはがんと診断がつかなかったのでラテントがんとされてはいるものの、現実的にはすでに立派な臨床がんだったのです。それ故彼は、ラテントがんと臨床がんとは連続性を有しており、両者の差は単に大きさだけに過ぎないと主張したのです。つまりラテントがんと、被膜浸潤や遠隔転移を起こす臨床がんとの間には質的な相違はなく、ラテントがんは時間さえ経てばやがて臨床がんになってゆくことを、明確に示したのでした。

McNeal JE, Bostwick DG, Kindrachuk RA et al: Patterns of progression in prostate cancer. Lancet 1986, I: 60-3.

この研究の中でマクニールはもうひとつ、ラテントがんを小さい方から大きい方へ順に並べると、その容量のグラフは指数関数的な増加を示す（図３－２）という面白い現象をみつけました。これをもうちょっと詳しく説明しましょう。

図３－３左のように、発がん時期は様々ですがＤＴはいずれも等しいがんの塊が、無数に転がっている場面を想像してください。それぞれのがんの塊の容量は、ダブリングの回数をｎとすると、１個のがん細胞の容量に2^nを乗じたものとなります。そこで図３－３右のように、これらをもれなく拾い集めて大きさの順に横軸上に並べれば（この作業を**サイズランキング** size-ranking と言います）、縦軸に表示されるがんの塊の容量は指数関数的に増加する筈です。発がん時期がランダムに分散している塊が無数にあり、それらのＤＴは同じなのですから、こうして表示された関数曲線は1個のがんの塊の生長曲線に置き換えて考えることができます。するとコリンズモデルで示されたように、そのがんのＤＴが分かれば図３－２の横軸を時間軸に変換でき、がんの自然史曲線が完成することになります。マクニールは、ラテントがんの数は１００個でも、サイズランキングを行えば無数のがんの容量曲線に近似した結果が得られる

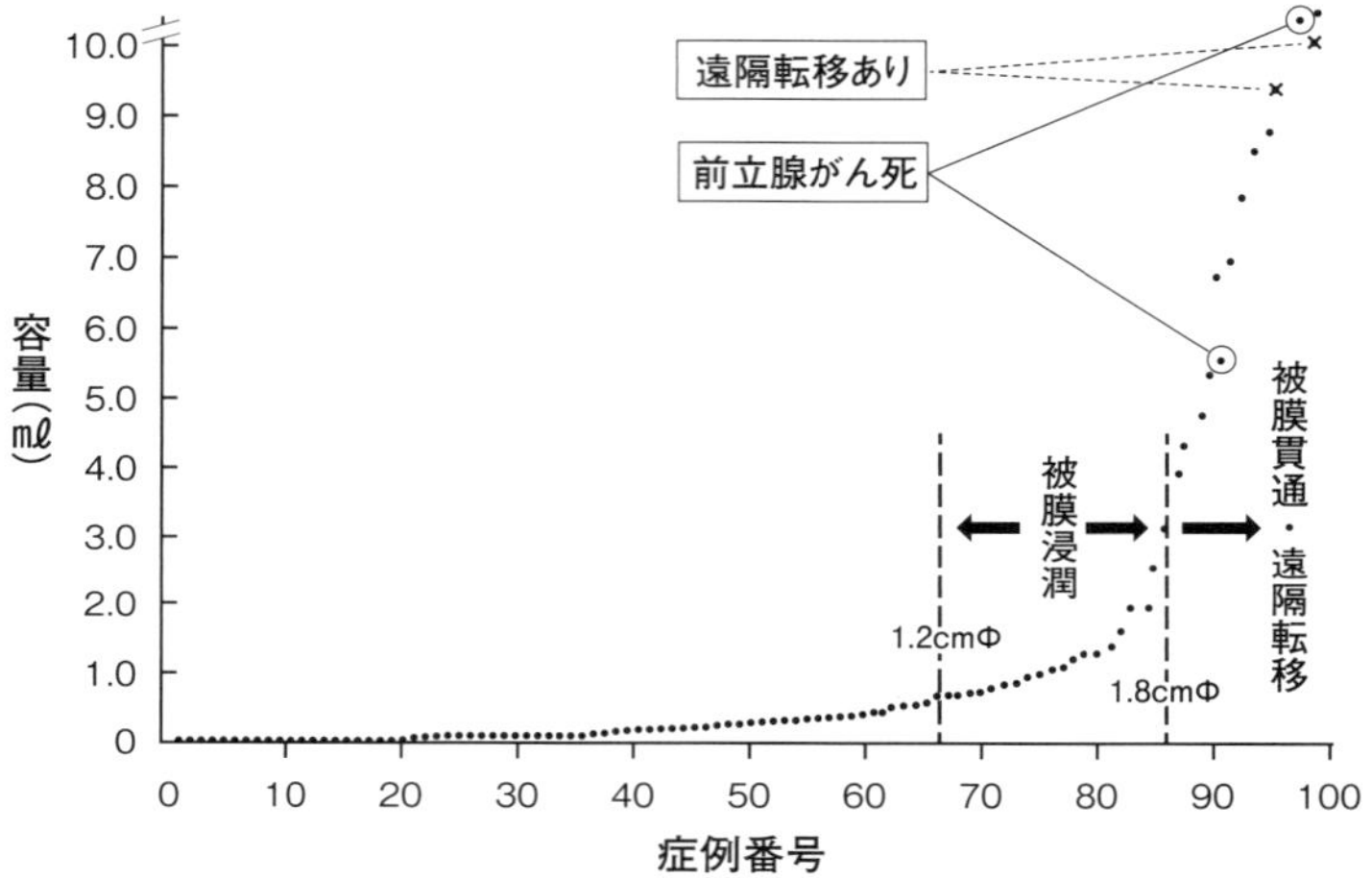

図 3-2　ラテントがん容量のサイズランキング（マクニールの原図を渡辺改変）

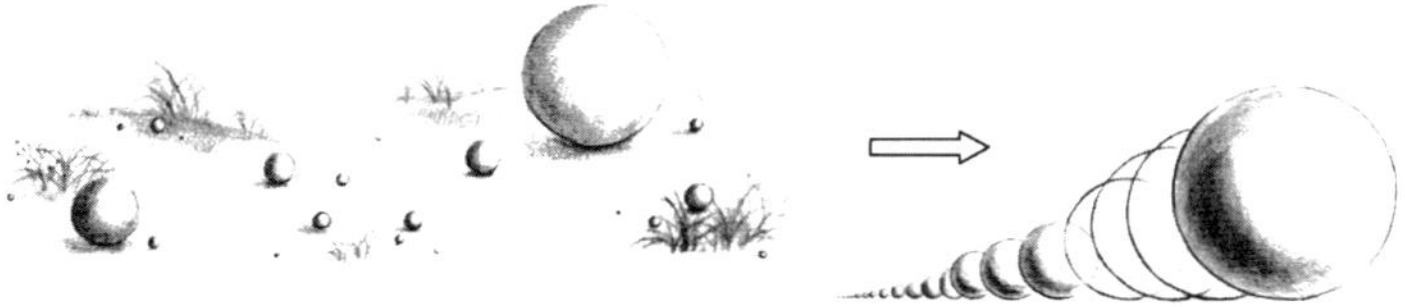

図 3-3　無数に転がっているがんの塊を大きさの順に並べる（サイズランキング）

と示唆したのです。

一方我が国でも同じ頃に同様な研究が行われており、三重大学の矢谷・白石らは、日本に住む日本人とハワイに住む日本人それぞれ128例の前立腺ラテントがんの大きさを計測して、両者の間にほとんど差が見られないと発表していました。私はそれを知り早速矢谷先生に電話したところ、翌日にはすべての計測データを送っていただきました。後にマクニールも私の研究を知り、参考になるだろうとわざわざ生の数値を知らせてくれ、本当にありがたく思ったものです。一流の研究者は皆さん大変親切でオープンです。

Yatani R, Shiraishi T, Akazaki K et al: Incidental prostatic carcinoma: morphometry correlated with histological grade. Virchows Arch 1986, 409: 395-405.

さて、矢谷らのデータによる日本人ラテントがんの容量を、縦軸を対数にとってサイズランキングを行うと、図3－4のように、がんの直径が0・5㎝のところと1㎝のところの2点に変曲点を有する、見事な3相性の直線が現れました。このようながんの3相性の生長過程は、つとに京都府立医大藤田哲也教授が胃がんの自然史で述べているところであり、一般的ながんの性質と考えてよいように思います。

藤田哲也：癌の自然史。現代病理学大系 9c, 225-243, 中山書店 1984.

前述したように、ここで「このサイズランキングに用いられた128例の症例は完全にラン

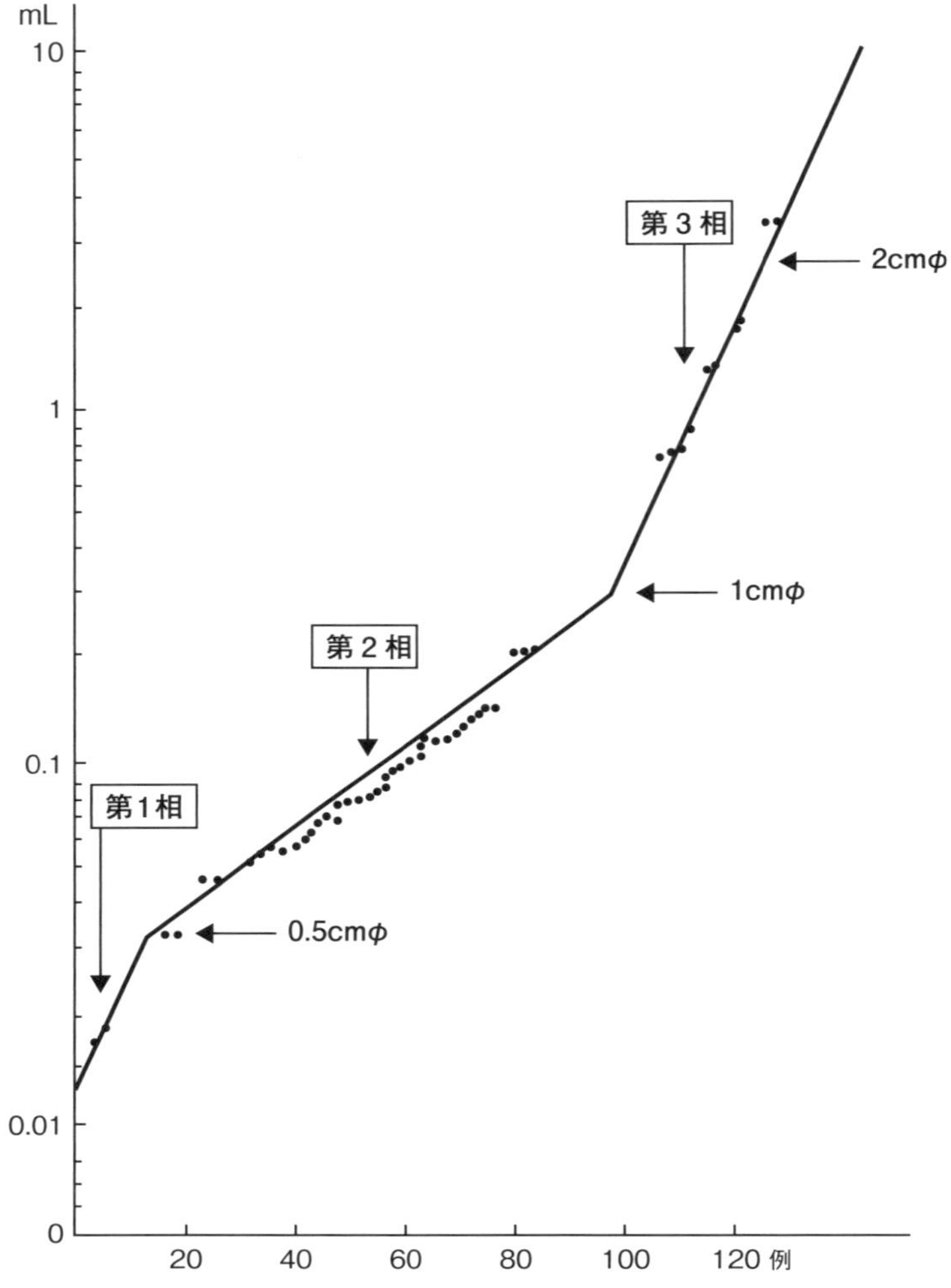

図 3-4　矢谷ら (n=128) のラテントがん容量のサイズランキング（半対数目盛）

ダムに選択されており、かつ128例という症例数は無限大とみなせる」という二つの仮説を容認できれば、図3‐4に示されたがんの容量曲線は1個のがんの生長曲線に置き換えて考えることができます。ただしそれを生長曲線であるというためには、横軸を時間軸に読みかえる必要があります。そのためにはがんのDTを計算しなければなりません。

私たちは第一章で述べたように、PSAが出現する以前の1975年から1992年にかけて、経直腸的超音波断層法を用いた前立腺集団検診を実施し、その受診者数は1万1309例に達していました。幸か不幸かその中に、最初の検診では見落としたが次回の検診で前立腺がんであることが判明した症例が4例ありました。そこで見落としていた初診時と、後で診断できた時の時間差から、がんの生長速度を計算してみると、かなり幅はあるものの臨床期の前立腺がんのDTは平均約1年でした。こうして容量曲線の横軸を時間軸に切り替えることができ、図3‐5に示すような前立腺がんの自然史モデルが完成しました。ここに至るまでに要した仮説群を表3‐1にまとめておきました。

この前立腺がん自然史モデルによると、前立腺がんは発がんしてから平均して27年後に直径0・5㎝に生長し（ここまでを第1相とします）、ここから生長速度が落ちますが、36年後に直径1㎝になって（ここまでを第2相とします）、超音波やMRIによる画像診断で発見が可能となります。ここまでがラテントがんの時期で、ここから後が臨床がんの時期です。後で述べるがん検診は、この直径1‐2㎝の時期に介入するのが適当です。臨床がんになってから3

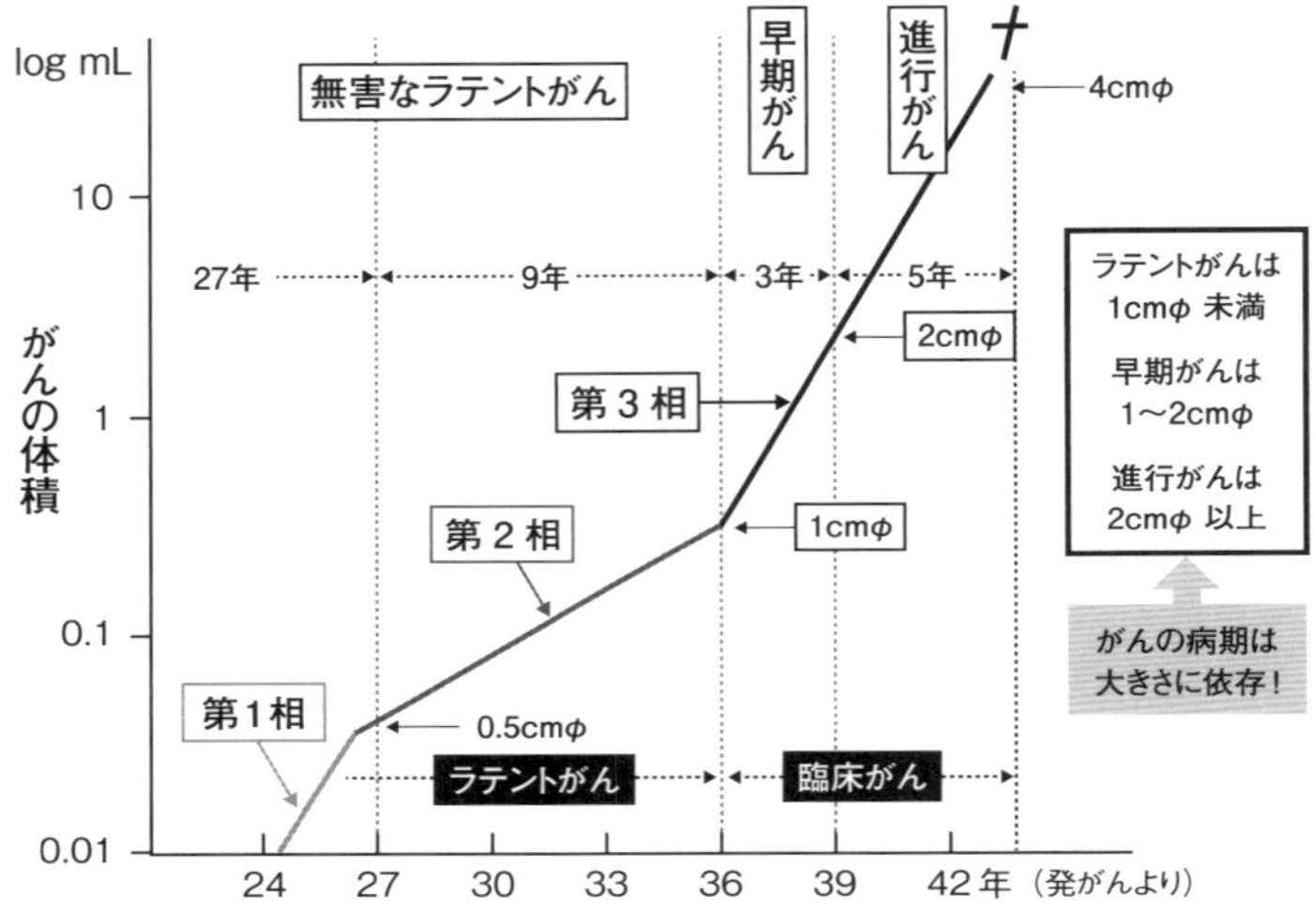

図 3-5　前立腺がんの生長の自然史(渡辺,1987)

仮説 1)	がんは発生すれば必ず成長を続ける。	(コリンズ)
仮説 2)	Doubling time(DT)は一定である。	
仮説 3)	同じ種類のがんは、同じ生長態度を示す。	
仮説 4)	がんは大きくなると悪性度が高くなる。	(マクニール)
仮説 5)	直径 1cm以上のがんは被膜へ浸潤する。	
仮説 6)	直径 2cm以上のがんは転移を起こす。	
仮説 7)	がんを size ranking すると、その容量の対数は直線的に増加する	
仮説 8)	この size ranking に用いられた症例は、完全に random に sampling されている。	(渡辺)
仮説 9)	100 例という症例数は無限大とみなせる。	
仮説 10)	臨床期の前立腺がんの DT は 1 年である。	

表 3-1　Size ranking curve を生長曲線へ転換するのに要した仮説群

年でがんが直径2㎝になると排尿困難などの症状が出ますが、同時にこの段階ですでにがんの浸潤・転移が起こっています（この時期を**第3相**とします）。

その後5年でがんは直径5‐6㎝になります。この時期のがんの生長過程については多数の臨床例の経験からよく分かっており、進行がんも含めた前立腺がん全体の5年生存率は約50％ですから、この時点で宿主は死亡し、同時にがんも終焉を迎えます。このように、**前立腺がんの全自然史は45年の永きに亘る**というのが私たちのモデルの結論です。

このモデルに従えば、発がんしてから診断がつくまでに40年近くの年月が経過しています。ですから、60歳で前立腺がんと診断された人がいたとしたら、その人は20歳以前に発がんしていたことになります。前立腺がんは高齢がんの代表とされていますが、その所以は高齢にならなければ臨床がんになれないからなのです。詳しく研究がされている訳ではありませんが、胃がんの自然史は20‐30年ほど、悪性の肺がんは10‐20年ほどと想像されます。一般にこれらのがんより前立腺がんは比較的良性だとされている大きな理由は、生長が遅い、すなわちDTが長いところにあるのです。

前立腺がんの全経過は45年もかかるというと、そんな馬鹿なと嗤《わら》う人も多いのですが、これについては明らかなエビデンスがあります。原子爆弾の影響を調査すべく日米両国政府の出資によって設立された放射能影響研究所（広島・長崎）では、原爆被爆者の長期観察研究が戦後ずっと継続して行われてきており、現在私たちが知っている人体の放射能発がんの知識はほとんどここのデータに拠っています。もしこの研究において、被爆を受けなかった人に比べて被爆者のうちにがんのリスクが増加してきたら、そのがんは広島なら１９４５年８月６日午前８時15分、長崎なら９日午前11時２分に発がんしたと考えてよいのです。こんな凄いデータは他に絶対にありません。それをみると、被爆者の間で、白血病や悪性リンパ腫などは被爆後すぐ増えて間もなく減りましたが、胃がんは20年ほど経って増えてきました。これに対し前立腺がんは、１９５８〜87年の統計と１９５８〜98年の統計では増加が検出されませんでしたが、２０１３年に発表された１９９６〜２００９年を対象とした統計で初めて爆心近傍被爆者（98例）に非被爆者に比べて１・51倍の罹患増加があったことが明らかにされました。被爆後50年以上を経て、すべてのがんのうちで最も遅く、前立腺にも放射能発がんがあったことが分かったのです。発がんしてから発病するまでにそれほどの年月が必要だった訳で、私たちの自然史モデルの正しさが実証されました。

Thompson DE, Mabuchi K, Ron E et al: Cancer incidence in atomic bomb survivors, Part II: solid tumors, 1958-1987. Radiat Res 1994, 137: S17-67.
Preston DL, Ron E, Tokuoka S et al: Solid cancer incidence in atomic bomb survivors: 1958-1998. Radiat Res 2007, 168: 1-64.
Kondo H,Soda M,Mine M et al: Effects of radiation on the incidence of prostate cancer among Nagasaki atomic bomb survivors. Cancer Sci 2013, 104: 1368-71.

またこのモデルで注目していただきたいのは、「潜在がんは直径１㎝未満、早期がんは直径１－２㎝、進行がんは直径２㎝以上」とはっきり規定したこと、すなわち**がんの病期はがんの**

大きさに依存するという思想を打ち出したことです。つまりがんが、がんとしての悪性度を発揮するためには、ある大きさが必要なのだという考え方です。これについては例外も多いことは承知しており、反対される方が居られる（非常に小さながんでも悪性のものが存在するという主張）のも分かっていますが、近年の画像診断の発達とともに、多くの臨床家は暗黙の裡にこう考えるようになりつつあります。最近になって「がんの大きさががんの悪性度を規定する」ことを明確にした論文も発表されました。そして私は、このがんの大きさと病期についての定義は前立腺がんのみならず、**すべてのがんに共通する**ものと考えており、以下この思想に従って記述を進めてまいります。

Martorana E, Pirala GM, Scialpi M et al: Lesion volume predicts prostate cancer risk and aggressiveness: validation of its value alone and matched with prostate imaging reporting and data system score. BJU Int 2017, 120: 92-103.

腎がんの自然史モデル

前立腺がんにおける結果に味をしめて、腎がんの自然史についても調べてみました。腎臓のがんには、成人の腎実質に発生する「**腎細胞がん**」・主として小児に見られる「**腎芽細胞腫**」・腎盂《じんう》（腎で作られた尿が集積する場所）に発生する「**腎盂がん**」の3種類がありますが、後2者は稀なので、ここで言う「腎がん」とは「腎細胞がん」のことです。

腎がんは超音波で非常によく見え、今の技術なら直径1㎝のがんは必ず発見できます。小さ

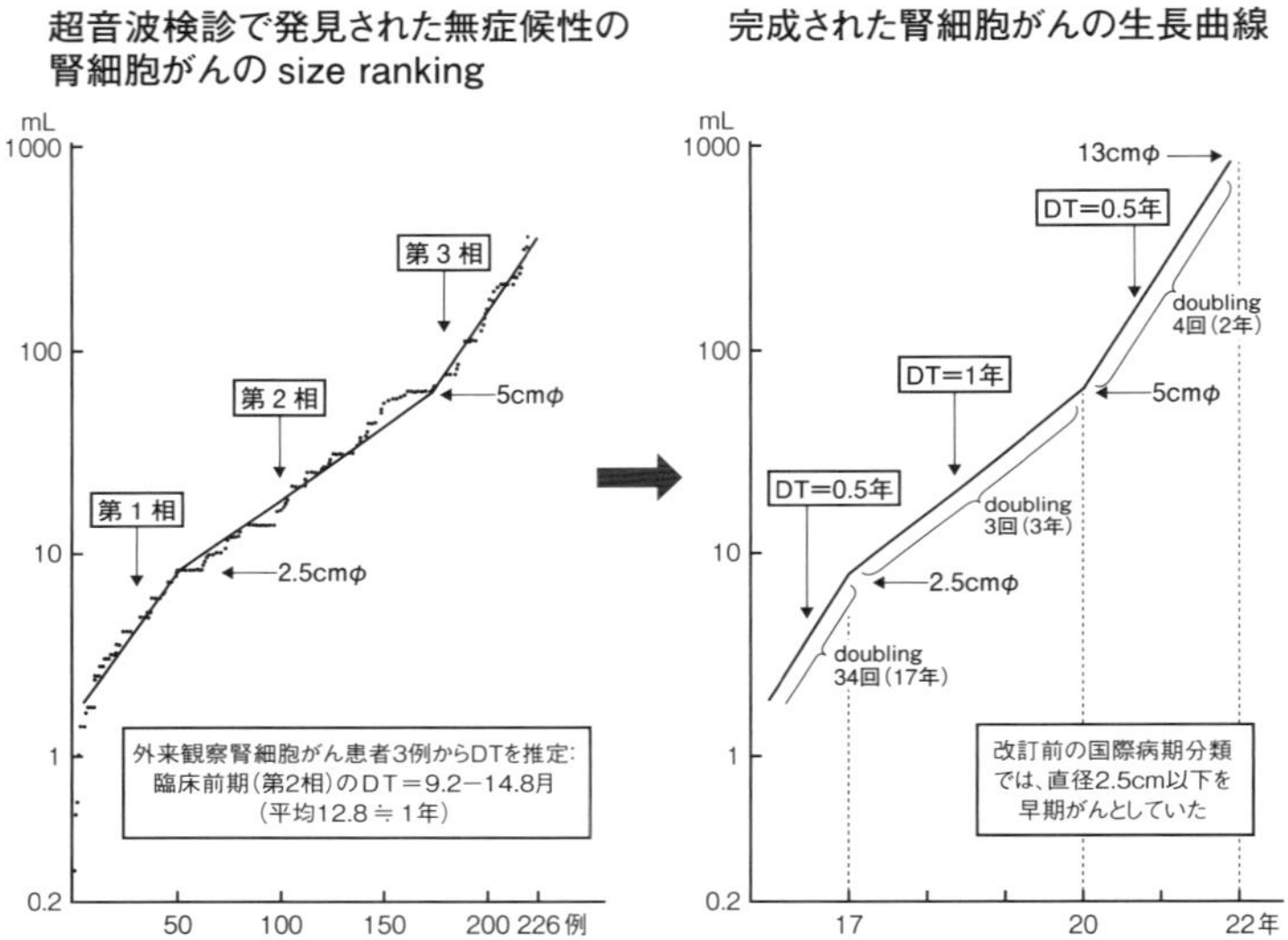

図3-6　腎細胞がんの生長の自然史モデル（渡辺・中川，2000）

い段階で見つかるため、現在この疾患の治療は９割がた腎臓を全部摘出することなく、部分切除で済んでいます。我が国では、熊本の三原修一先生と仙台の寺澤良夫先生が永年に亘ってコツコツと腎の超音波検診をやって来られ、多数の早期腎がんの症例をお持ちでしたので、連絡したところ直ちにデータを送ってくださいました。それに私たちの教室の症例を加え、合計２２６例でサイズランキングをやってみたところ、腎がんの容量もやはり対数的に３相性の直線を示しました。そこで同じように外来観察腎がん患者３例の経過からＤＴを推定し、図３-６のような自然史モデルが完成しました。それによると、腎臓は大きな臓器なので、腎がんは直径2・5㎝になったところから臨床がんとなり、5㎝になると転移が起こるようです。

泌尿器科領域では、何十年も前から直径2・5㎝以下の腎がんは転移を来《きた》さない早期がんだとされてきており（1990年以前の病期分類）、この自然史モデルの示すところと一致していました。臨床経験から得られた知恵は凄いものだと思います。

至極簡単な自然史研究

このように、がんの自然史研究では多くの条件をできる限り単純化して物事を見ます。最も単純化した研究の例をお見せしましょう。

もしすべての前立腺がんが図3-5の自然史モデルのとおりに生長するのであれば、極めて多数の症例について、初診時の病期別（早期がんか進行がんか）に平均年齢を計算すれば、病期が進むごとに平均年齢は高くなるはずであり、それぞれの病期ごとの平均年齢の差は病期が進むのに要する期間を示していることになります。何故なら、すべてのがんの生長速度は一定で、生長態度も同じだと仮定したのですから、がんの発生時期がランダムであったとしても、多数例について平均してしまえば年齢の要素は消えてしまい、病期ごとの差だけが消えずに残る筈だからです。

このアイデアは、当時の厚生省が組織した「前立腺がんの集団検診の妥当性に関する研究」

前立腺がん病期	京府医大（n=132）		群馬大（n=291）		MD Anderson CC（n=299）	
早期がん	71.2 歳		71.0 歳		63.9 歳	
		2.6 年		2.9 年		1.5 年
浸潤あり	73.8 歳		73.9 歳		65.4 歳	
		1.5 年		0.6 年		
転移あり	75.3 歳		74.5 歳			

表 3-2　前立腺がん患者の初診時病期別平均年齢

研究班（渡邉班、１９９５－１９９８）の班会議で討論をしている最中に突然湧いてきました。早速帰って自分の教室の症例（１３２例）について調べてみると、初診時に第２相の早期がんだった患者の平均年齢は71・２歳、同じく第３相の進行がんで被膜外浸潤のあった患者の平均年齢は73・８歳、同じく既に転移のあった患者の平均年齢は75・３歳で、その差は早期がんから被膜外浸潤が起こるまで２・６年、そこから転移が生じるまで１・５年という結果が出ました。すなわち、早期がんから進行がんに至る期間は３－４年と考えられ、自然史モデルの推測が見事に裏づけられたのでした。臨床教室ではすべての症例のデータがコンピュータに記録されていますから、ものの数十分の努力で至極簡単に仕上がってしまった自然史研究でした。

念のため、多数の症例をお持ちの群馬大学とＭＤアンダソンがんセンター（米国・ヒューストン）にお願いして、同じ計算をしていただいた結果が表３－２です。こうしてみると、早期がんから被膜外浸潤に進むのに我が国では約

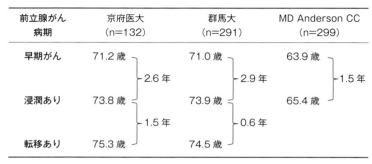

胃がん直径	京府医大（n=70）	
2.5cm 以下	55.8 歳	
		3.1 年
2.5 ～ 5cm	58.9 歳	
		1.3 年
5cm 以上	60.2 歳	

表 3-3　腎がん患者の初診時腫瘍径別平均年齢

3年、米国では約1年半、そこから転移まで進むのに我が国では約1年強かかるようです。

　ついでに超音波で偶然に発見された無症候性腎がん70例における、がんの直径と患者の初診時平均年齢との関係も示しておきます（表3-3）。腎がんが直径2・5cm（早期がん）から5cm（転移の可能性あり）になるまでには4年半ほどかかるらしいというデータです。

　患者の平均年齢を計算するだけのあまりに簡単な研究なので、俄かには信じてもらえそうにもありませんが、これは本当のことなのです。多数の症例をお持ちの臨床医学の教室では、一度計算されてみたら如何でしょうか。

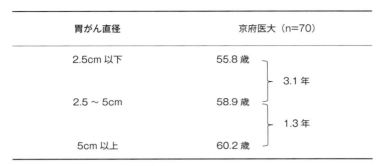

【まとめ】

がんは必ず1個の細胞のがん化(発がん)に始まり、何十年という長いラテントがん(直径1㎝未満)の時期を通じて細胞分裂を続けた結果、やっと直径1㎝の早期がんになります。ここから先の経過は意外に早く、数年で直径2㎝の進行がんに生長すると臓器外への浸潤や他臓器への転移が起こります。末期のがんは見る見る大きくなりますが、そうなるまでには信じられないほどの長い年月がかかっていることを忘れてはなりません。

4

がんの消滅と停滞

かなりのがんはある時期に生長を止める

がんの自然史モデルの問題

さて、こうしてがんの自然史モデルはできあがりましたが、実際にこのモデルを動かしてみようとすると、いくつかの問題が発生しました。

まずその第一は、がんの生長は何故対数的に3相性の直線を示すのかという問題です。図3-5において、第1相・第3相に比べ、第2相の勾配は低くなっています。既に述べたように、この3相性は藤田が調べた胃がんでも、私たちの前立腺がん・腎細胞がんでも同様に見られた所見で、多分どのがんにも共通かつ普遍的なものであり、がんの特性を考える上できわめて重要な所見であろうと思われます。藤田はこれを、細胞と周囲組織との相互作用で説明していますが、私は別の観点から考察してみます。

図3-4に示した矢谷らのラテントがん容量を計測した資料を用い、ラテントがんが直径0・5cm（その容量は65㎣）から直径1cm（その容量は520㎣）に至るまでの間を、容量が2倍・4倍・8倍・16倍・32倍と、2の自乗で進む階級に分け、それぞれの階級に属するラ

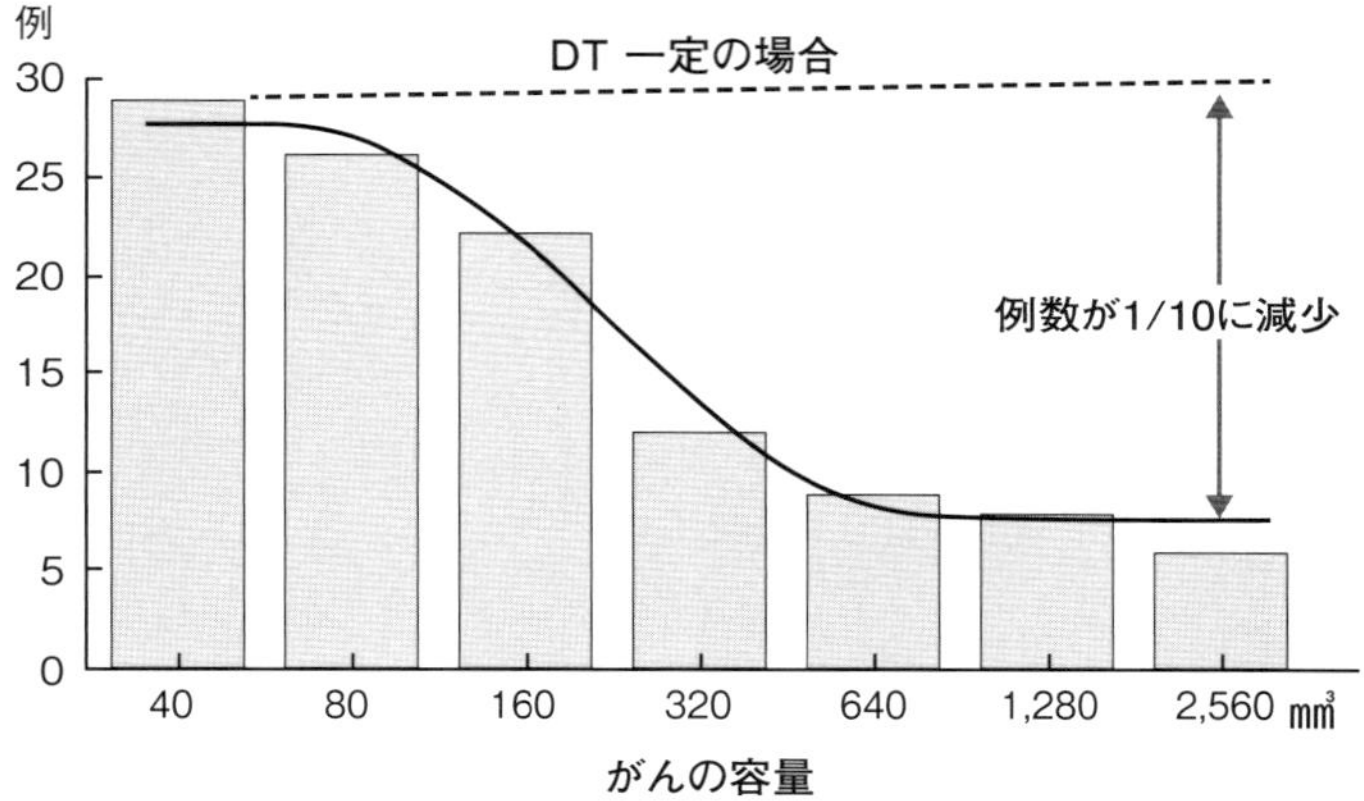

図 4-1 日本人における前立腺ラテントがんの容量と頻度の比較（矢谷らのデータに基づき渡辺作成）

テントがんの例数を棒グラフで示してみました（図4-1）。

このグラフの示す意味は、横軸のがんの容量の階級が2の自乗で進むために、この部分でのがんの生長速度が同じなら（DTが一定であるなら）、点線で示すように、それぞれの容量階級の頻度、すなわち例数は一定で推移する筈だということです。ところががんの例数は、直径が0・5㎝から1㎝まで大きくなる間に1／10近くに減少していました。すなわち日本のラテントがんは、直径0・5㎝から1㎝になる間にその90％が消滅するか、少なくとも生長を停止するらしいのです。この現象が、自然史モデルの上で、見かけ上生長速度が落ちたように見えていた訳です。それ故我が国では、**直径0・5㎝のラテントがんは、その10％しか直径1㎝の臨床がんにまで生長しないことになります。**

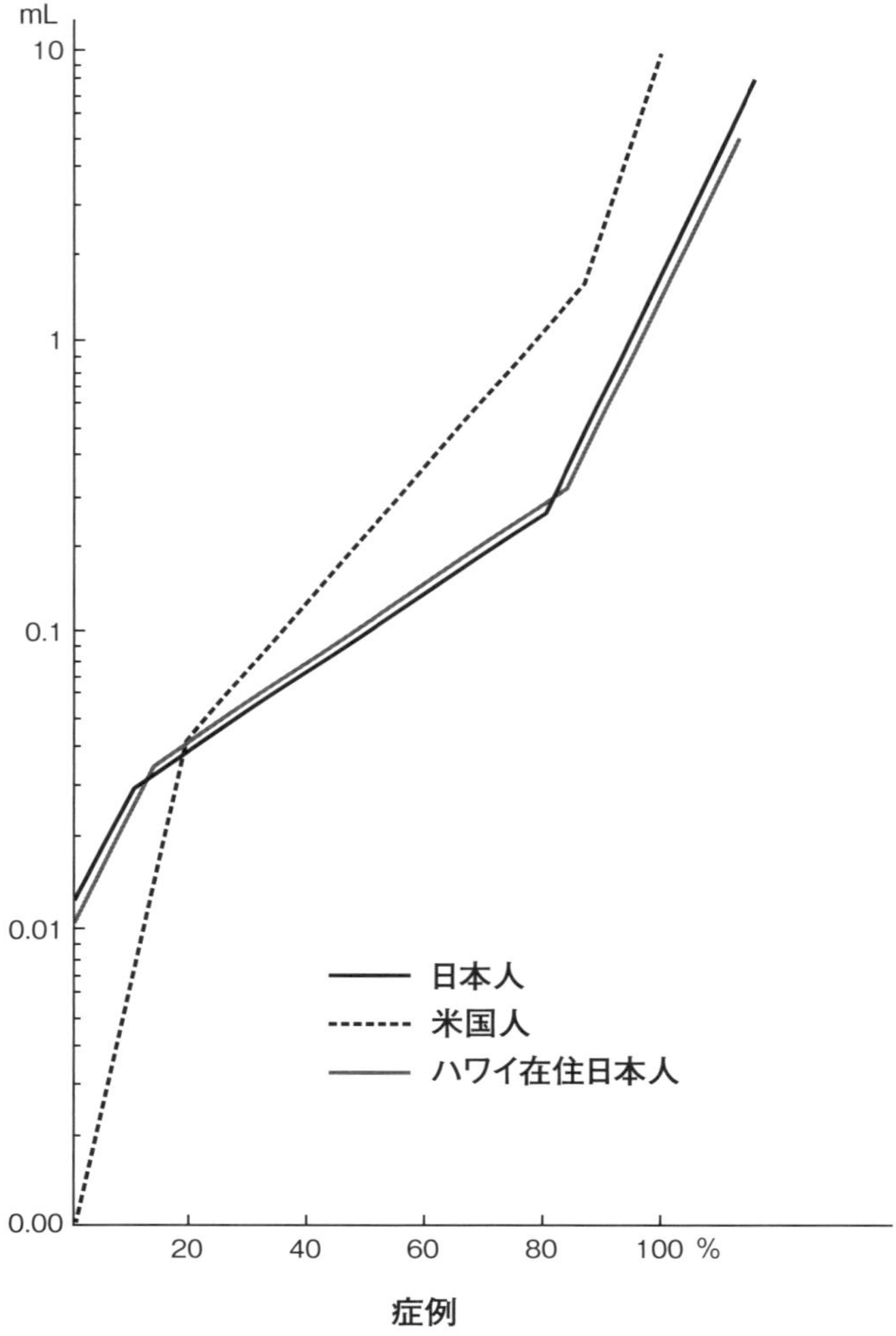

図 4-2　日本人，ハワイ在住日本人（矢谷ら）および米国人（マクニールら）におけるサイズランキングの相違

この矢谷らのデータを、米国のマクニールらのものと比べてみましょう。図4－2は日本人・ハワイ在住日本人（矢谷らによる）および米国人（マクニールらによる）におけるサイズランキングの相違を比較したものですが、これを見ると、米国人の前立腺がんの生長曲線第2相は日本人のそれに比べより勾配が急です。すなわち米国人では、直径0・5㎝から1㎝に至る間に生長を停止するラテントがんの頻度が、日本人に比べて少ないように思われます。

以前から米国人と日本人の間にラテントがんの発生率にはあまり差がないのに、臨床がんの発生率には大きな差があることが不思議だとされてきました。その原因は、多分このラテントがんの時期における生長停止の頻度の差によって説明できるように思います。また日本在住日本人とハワイ在住日本人との間には差がなかったことから、このような傾向は人種的な素因に基づく可能性も考えられます。

自然史モデルを動かしてみた場合に発生した第二の問題点は、ラテントがんとがん死亡がどう結びつくかについてでした。

もう気づかれた方がおられるかも知れませんが、図3－5のような自然史モデルを応用して、もしある時期のラテントがんの大きさと頻度に関するデータがあれば、その値をモデルに代入して、10年後・20年後にどれほど前立腺がんの罹患者が発生し、どれほどがん死亡が起こるかを予測でき、その予測結果を実際に起こった結果と比較することができる筈です。そこで、次のような三つの条件設定を行って、かなり大胆に前立腺がんの罹患と死亡に関する予測を行ってみました。

①直径0・5㎝のラテントがんが直径1㎝の早期がんになるまでに10年かかり、その間に数が1／10に減少する（既述）。

②直径1㎝になった臨床がんは、前立腺がん検診で必ず発見される（第6章で後述するように、検診手段として用いられるPSAの性能は十分その条件を満たしている）。

③診断がついた臨床がんはそのまま一定のDTで生長を続け、10年間で4／10の宿主が死亡する（京都府立医大外来での実際の臨床成績）。

幸いにして我が国では、1959年に杉原が、また1960年に今井が、前立腺ラテントがんの10歳年齢階級別発見頻度を調査していました。そこでこれらの資料を用いてモデルを動かし、予測される10年後、すなわち1970年の検診発見がんの予想頻度と、20年後、すなわち1980年の予想年間がん死亡数を算出し、実際に起こった数値と比較してみました。すると表4－1に示すように、1970年の検診発見がんについては予測値と実数（群馬大学の検診事業における成績）が驚くほどよく一致したのですが、1980年の年間がん死亡数（5000人）については、モデルが実際の死亡数より3・6倍多く（18000人）見積もってしまい、実際には死ぬ筈だった対象の72％が死ななかったことになります。換言すると、**検診発見**

年数	ラテントがん*	検診発見がん**	年間がん死亡***
	→ 10年 →（1/10が生長する）	→ 10年 →（4/10が死亡する）	
40歳代	1.3%	0	0
50歳代	6.3%	0.13% (0.17%)	0
60歳代	14.9%	0.63% (0.50%)	3,000人
70歳代	22.5%	1.49% (1.32%)	8,000人
80歳代	20.0%	2.25% (2.46%)	7,000人
計	9.4%	0.66% (0.71%)	18,000人 (5,000人)

＊ ラテントがん：直径 0.2 ～ 1cm；Sugihara-Imai（1960）
＊＊ 検診発見がん：直径 1cm 以上；志田（～ 1994）
＊＊＊ 10 年死亡率：京府医大外来での成績

表 4-1　ラテントがんの頻度に基づく前立腺がん罹患者予測とその実数（括弧内）（小島・渡辺，2000）

がんの中には放置しておいても宿主が死なないがん、すなわち生長を停止するがんが7割以上あるらしいのです。

それ故、「がんは発生すれば必ず長い時間をかけて生長を続け、放置すれば必ずがん死に至る」、換言すれば、「がんが生長を止めることはない」というウィルヒョウ以来の**がんの黄金律は、どうやら誤りだった**ようです。そして私たちが自然史モデルを作るにあたって提案した「①がんは必ず生長を続ける」「②ひとつのがんは常に一定のDTを有する」「③同じ種類のがんは同じ生長態度を示す」という三つの仮説のいずれにも当てはまらないがんが、例外とは言えないほど多く存在することも事実でした。したがってこれらの仮説に基づいて作成された私たちの前立腺がん自然史モデルも、一部の定型的な生長を示すがん（次章で述べる「悪性がん」）にだけ適用できる、**かなり限定的なモデル**だったことになります。

もう一度強調しておきます。かなりのがんはある時期に生長を止める可能性があるのです。ここ数年間に明らかにされたがん検診の大規模症例―対象研究の結果（前述）も、それが事実であることを示唆していました。そしてこの事実が、次章で詳しく述べる「がん検診の過剰診断問題」の核心的な要因を構成することになります。

なお矢谷らによると、1986年の時点で我が国の前立腺ラテントがんの頻度は急増中だったといいます。ということは、それ以後の前立腺がん患者の激増を意味しており、事実かつて世界最低だった我が国の前立腺がん罹患者数は、2017年にはついに男性の全がん中第1位を占めるまで増加しました（図1-6、図1-7）。このように、がんの自然史を応用すれば将来のがん動向をかなり正確に予測することができます。2030年の臨床がんは、今直径0・5㎝のラテントがんとしてすでに私たちの前立腺の中で息づいています。2060年の臨床がんは、今まさに若人のからだの中で発がんしようとしています。がんは成人病とされていますが、がんの問題は生まれてきた時から死ぬ時までの、生涯を通じた問題なのです。つまりがんの自然史は、人それぞれの自然史と密接にかかわりあい、お互いに修飾しあって、人生そのものを形づくっています。がんを知ることは、人間を知ることです。

Yatani R, Shiraishi T, Nakakuki K et al: Trends in frequency of latent prostate carcinoma in Japan from 1965-1979 to 1982-1986. J Nat Cancer Inst 1988, 80: 683-687.

［まとめ］

がんは永久に生長を続けるのではなく、かなりのがんはある時期に生長を止める（あるいは消滅する）らしいことが、ここ数年の研究で分かってきました。これは従来のがんの概念を革命的に変えてしまう驚くべき出来事であり、特に予防がん学の手法に甚大な影響を及ぼさないではおきません。

5

がん検診の過剰診断問題

それでもがん検診にはがん死亡の30%を救命できる可能性がある

前立腺がんの経験

がん検診の手法を駆使しその対象を拡大してゆきさえすれば、やがてがんは撲滅できると、21世紀の初頭には誰しもが予防がん学の将来を楽観視していました。だから医学界も政府も、がん予防の最終目標を「がん検診100%受診」の実現においたのです。ところがそうは問屋が卸しませんでした。第1章で述べたように、PSAによる前立腺がん検診の死亡減少効果はないか、あっても僅かに過ぎないことが明らかになり、がん検診の効用を過大視できないことが判明したからです。つまり検診をどれほど頑張って実行してもがん死亡はさほど減らず、それにもかかわらず現実のがん死亡は増え続けるという矛盾が露呈しました。

この矛盾がどうして生じるかは、次の二つの仮説を導入することによって説明できます。

①かなりのがんはある時期に生長を止める可能性がある。

この仮説については既に第4章で詳述しました。

②通常のがんの生長速度から逸脱した異常に速く生長するがんが存在する。

この仮説は第3章で述べたがんの自然史モデルからは説明しにくいのですが、臨床の現場では、医師の誰もが、どのがんでも、こういう例外的に少数ではあるが非常に予後が悪い症例を経験しているのは事実です。

これらの仮説を容認すると、がんにはその生長のパターンによって次の4種類があることになります（図5－1）。この考え方は２００９年に米国医学会雑誌に最初に発表されました。

Esserman L, Shieh Y, Thompson I: Rethinking screening for breast cancer and prostate cancer. JAMA 2009, 302(15): 1685-92.

①**ラテントがん**：病理組織学的には明らかながんだが、まだ小さくて病的意義はなく、検診にはひっかからない。通常直径１㎝以下。

②**良性がん**：治療しなくても患者ががん以外の原因で死亡するまで局在がんのままで留まる。これが過剰診断の対象となる。通常直径１－２㎝。

③**悪性がん**：放っておけば進行がん（浸潤・転移がある）まで進む。検診が有効。通常直径２㎝以上。

④**電撃がん**：進行が異常に早く、急速に生長し宿主は死亡してしまう。経過が早過ぎて早期がんの間に発見することが極めて困難。

なお、②③④の名前については、これまで論じられて来なかった新しい概念なので、今回私

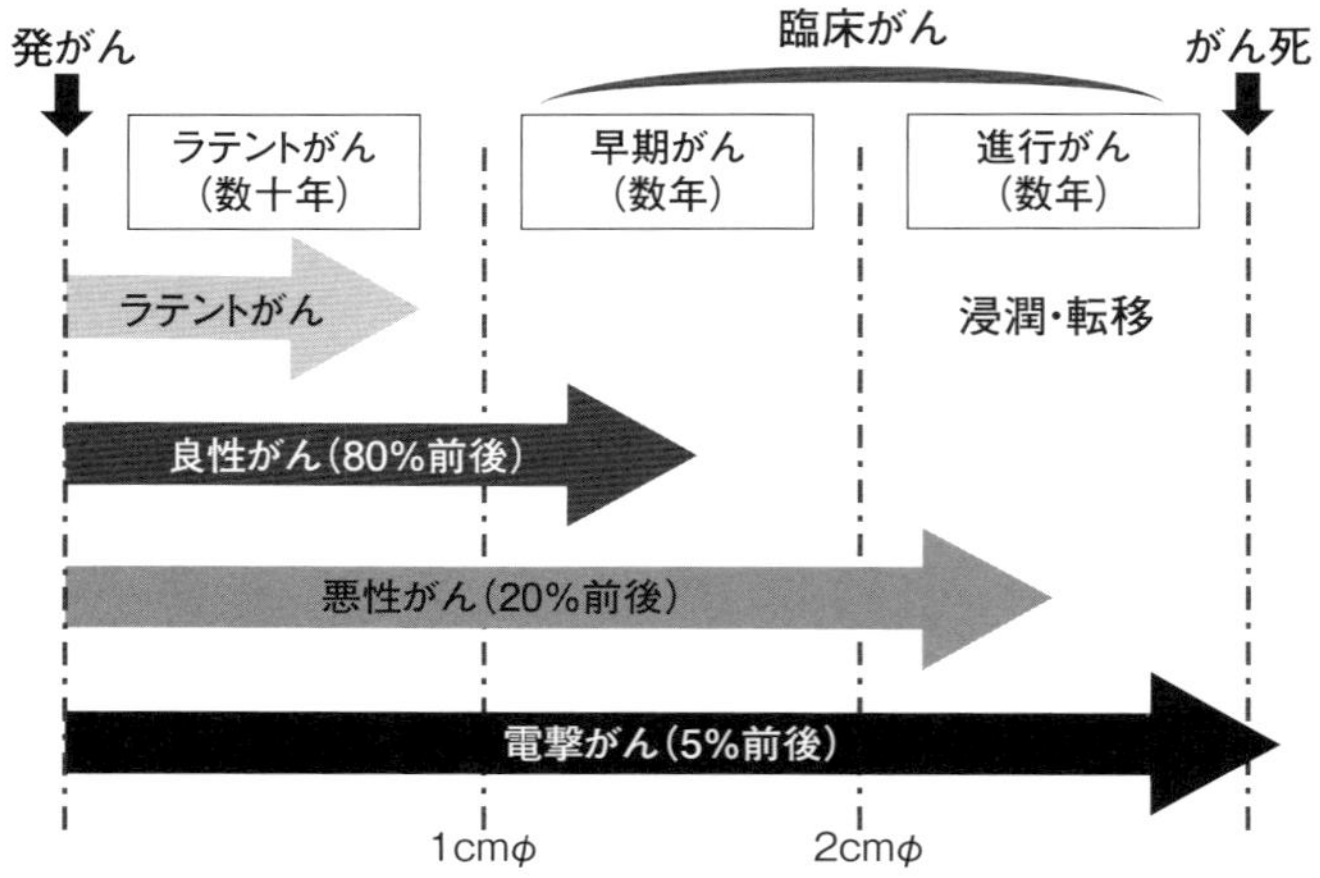

図 5-1　がんの進行模式図（渡辺・寛，2015）

が命名しました。「良性がん」と呼ぶ理由は、このがんは病理組織学的な定義では明らかながんなのですが、臨床的にはがんの特徴である浸潤や転移（これらの現象が「悪性」とされる根拠です）が見られず、つまり「良性」であるからです。

これら4種のがんのうちで、通常のがん検診で拾いあげられるのは良性がんと悪性がんの2種ですが、良性がんは治療の有無にかかわらず死亡しないので、検診によって死亡減少効果が得られるのは、放っておけば進行がんまで進む悪性がんだけということになります。さらに実際のがん死亡数に最も効いてくるのは電撃がんですが、これはあまりに経過が早くて、一定期間ごとに施行する検診という方法では、前回の検診から次回の検診までの間に治療不可能なまでに進行してしまい、救命できません。これらの事情が重なって検診による死亡減少効果は思ったより小さくなってしまう訳で、前章で述べたＲＣＴの検証結果の矛盾を上手に説明できます。

さてここで誰しも抱く疑問は、それならこれら４種類のそれぞれが、前立腺がん全体の中にどれほどの割合を占めるのかという問題でしょう。これについては、まだ確たる回答はありません。ラテントがんについては、第４章で述べた容量—頻度の成績からその９割近くが臨床がんまでは生長しないらしいと想定できますが、直径１㎝以上の前立腺臨床がんのうちどのくらいの数が「良性がん」に属するのかに関しては、意図的監視の検証がまだ不十分なので、確実な結論は出ていません。最近のメタアナリシス（自分は直接調査せず、既に発表された多数の論文の結果だけに基づいて結論を出す研究方法）によれば、前立腺がんの過剰診断は報告により22％から67％までばらつきがあるとのことですが、対象の選び方や定義の違いなどで差が出るのは当然です。

Loeb S, Bjurlin MA, Nicholson J et al: Overdiagnosis and overtreatment of prostate cancer. Eur Urol 2014, 65: 146-55.

そこで私は、実際の臨床の場で本当に前立腺の「良性がん」の割合がどの程度見込めるのか、識者の「勘」を探りたいと考え、我が国で早くから意図的監視に取り組んできた香川大学の筧善行教授（現学長）と電話で話し合ってみました。すると期せずして、「良性がん」80％、「悪性がん」20％、「電撃がん」５％（概数なので足して１００％にはならない）という数字で、教授と私の二人の意見が一致しました。図5－1にはこの推論に基づいた数字が記載されています。

この「良性がん」80％という推論をもたらした理由は、ひとつには第1章で述べたシュレーダーらによる欧州での大規模症例－対照研究（ＲＣＴ）であるERSPC study（これまで異論がほとんど出ず、多くの人によって支持されている）で、ＰＳＡ検診には20％の死亡減少効果があるという成績が示されたことに負っています。また後述するように、前立腺以外のがんにおいても、ＲＣＴなどで検診の死亡減少効果を検証すると、不思議に共通して「死亡減少効果がないか、あって20％前後」という結果が出るのです。前立腺がんでは、その他にも次のようないくつかのエビデンスがあります。

①第4章で述べたラテントがんの頻度に基づく前立腺がん罹患者予測とその実数（表4－1）の乖離結果を見ると、検診発見がんの中には放置しておいても宿主が死なないがん、すなわち生長を停止するがんが7割以上あるらしいことが推測されました。

②私の同僚の北村は、京都府乙訓《おとくに》地区（向日《むこう》市・長岡京市・大山崎町）の一般住民を対象とした前立腺がん検診事業を１９９５年から継続して実行しており、２０１８年までの検診対象者（55歳以上の男子）はのべ９万９４６３例に達しています。これは対象者（55歳以上男子）の全人口の80％以上（これを専門用語で**暴露率**と言います）に及びます。一般に検診の効用を検証する場合には、この暴露率という数字が大変重要です。何故なら、

暴露率が低すぎると一部の特殊な対象者しか受診していないことになり、検診のシステム自体がうまく機能していなかったことになるからです。暴露率80％以上という実績は、我が国では多分最高の数字でしょう。この検診事業で発見された前立腺がんは８６８例（０・９％）で、そのうち87％が北村の医療機関で経過を観察され、必要に応じて治療を受けています。これらのがん症例のＰＳＡ定期的測定による意図的監視結果によると、ＰＳＡ非上昇群（良性がんに相当）83％、緩徐上昇群（悪性がん）13％、急速上昇群（電撃がん）４％という成績でした。

北村浩二：前立腺がん検診暴露率と過剰診断の関係。日本がん検診・診断会誌 2014, 22: 168-71.
沖原宏治、本郷文弥、北村浩二ほか：Active Surveillance criteria に該当した検診発見前立腺癌の21年間の追跡調査。第27回日本腎泌尿器疾患予防医学研究会、長崎市、２０１８年7月。

③カナダにおける死亡統計から推算した結果によると、前立腺がん検診で発見されたがんの16％は治療によって延命しましたが、残りの84％では治療は無意味で、不必要でした。

McGregor M, Hanley JA, Boivin J-F: Screening for prostate cancer: estimating the magnitude of overdetection. CMAJ 1998, 159: 1368-72.

④最近米国から報告されたPIVOT studyの結果によれば、前立腺早期がん患者３６７例を長期（８－19・５年、中央値12・７年）に亘り無治療で観察しましたが、がん死は11・４％に見られたのみであり、同時に観察した手術治療群（３６４例）におけるがん死（７・４％）

に比べ、統計学的に有意差はありませんでした。

Wilt TJ, Jones KM, Rarry MJ et al: Follow-up of prostatectomy versus observation for early prostate cancer. N Eng J Med 2017, 377: 132-42.

これらの事情に裏付けられた上で、「良性がん80％」という推論は導かれました。今、世界中で前立腺がん以外のがん患者を無治療で観察する研究がなされていると思われ、間もなく結果が出てくるでしょうが、多分「良性がん80％」を大きく外れることはないだろうと、私は考えています。

また電撃がんの割合については、２０１７年に開催された第26回日本腎泌尿器疾患予防医学研究会（杉村芳樹会長・津市）において、この問題に焦点を絞った特別シンポジウムが開催されました。そこでは我が国を代表する前立腺がんの臨床医５人から発表がありましたが、どうやら実際には前立腺がんにおける電撃がんの割合は５％より低く、おそらく２－３％に過ぎないのではないかとの結論でした。

渡辺 泱：電撃がんの特性と意義．腎泌予防医誌 2018, 26: 49-52.

ただ後述するように、膵臓がん・胆嚢胆管がん・肺小細胞がんなどの一部の極めて悪性のがんでは、ほとんどの症例が電撃がんと同様な経過を辿るのは事実です。これらのがんは、「良性がん80％」という原則が通用しない「例外的な」存在であると考えられます。

さて話を前立腺がんに戻して、がん死亡という視点だけからみれば、ＰＳＡ検診が有効なのは全発見がんのたった20％の悪性がんだけに過ぎません。しかしＰＳＡ検診の初期の段階では、がん死には無関係な80％の良性がんもすべて治療していました。放っておいても良いがんを治療していたのですから、今から考えれば全くの無駄骨でした。ＰＳＡ検診の導入後、前立腺がんの手術や放射線療法の治療効果（がん死の減少で評価する）は導入前に比べて飛躍的に向上しましたが、死ぬ筈のない患者の治療が激増した訳ですから全体として治療後の死亡の割合が減少するのは当たり前で、別に治療技術そのものが進歩した訳ではなかったのです。

このような、実際には必要のなかった治療を必要だと考えて実行してしまう行為を「過剰診断 overdiagnosis」と呼びます。現実に実行されるのは「過剰治療」なのですが、どうしてこう呼ぶかと言うと、それは次のような事情によります。医学的に広義の「診断」という作業は、狭義の「質的診断」と「量的診断」に分類されます。質的診断とは患者さんの病気が何と言う疾患に属するかを決定する過程であり、量的診断とは患者さんの病状がその疾患の中でもどの程度進行しているかを決定する過程です。がんの過剰診断は、治療する必要がないがんを治療してしまうことですから、この場合、がんであるという質的診断は正しかったのに、病状が治療の必要な段階にあると判定した量的診断が過剰だったことになります。それ故広義の診断が過剰であるという意味で、この行為を「過剰診断」と称しているのです（図５‐２）。すなわち「がんが生長を止めることはない」という誤った考えのもとに、これまでのがん検診では量的診断

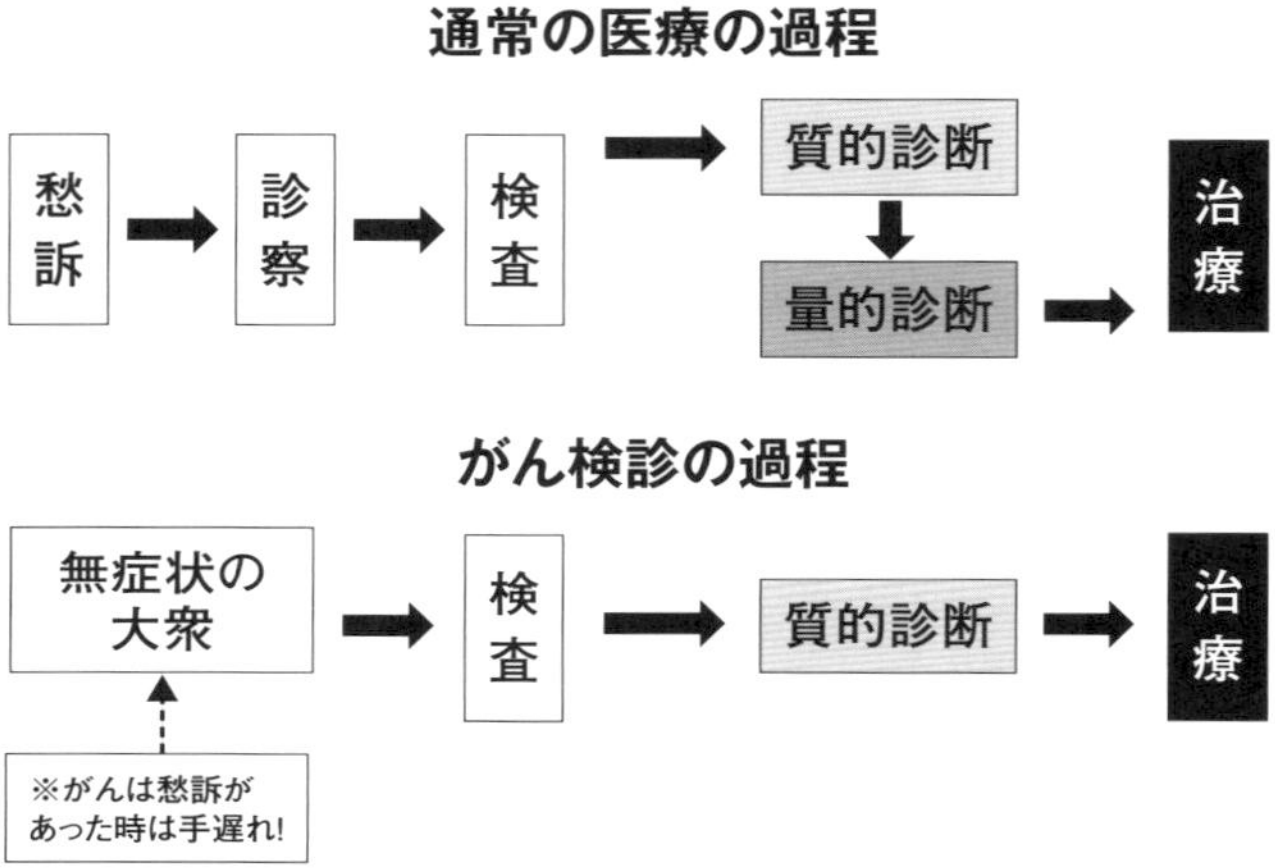

図 5-2　過剰診断発生のメカニズム

を怠っていたのが、過剰診断を招く原因だったのです。

これまで一般に、過剰診断のような従来のがんの概念に反する事象は、「前立腺がんという特殊ながんだけに見られる特殊な状況」であると考えられてきました。しかし次に述べるように、ここ2－3年の間に肺がん・乳がん・大腸がんのような極めてありふれたがんでも、同様な事象が起こっている可能性が知られ始めたのです。

肺がんの経験

肺がんは第8章で詳述するように、これまでずっと我が国のがん死亡の第1位を占めてきたがんですから、肺がん検診は早い時期から対策型（国家）検診として実施されてきました。その方法はどなたもご存知のX線単純撮影です。

この検査法は機械に胸を当てて1枚写真を撮るだけなので簡単ですが、直径1－2㎝の早期がんは余程条件が良くないと写らず、がんと診断できた症例は既に直径2㎝以上の進行がんの時期に入っている場合が多い憾《うら》みがありました。その代わり過剰診断の問題は起こらなかったのです。

ところが1980年代にCTが実用化されると、俄然小さい早期がんが容易に見つかるようになり、さらに1990年代には短時間で多数の断面像を一気に撮影できる**ヘリカルCT**が登場して、早速世界中でCTによる肺がん検診が実施されるようになりました。現代の装置では直径6－7㎜のがんでも容易に検出できます。肺がんは大変予後の悪いがんだと思われてきましたから、こうして見つかった早期がんは全例手術で摘出され、患者は「命拾いをした」と大いに喜び、医師も肺がんの手術成績が劇的に向上したので、「このままCT検診を普及させれば肺がんの解決は近い」と楽天的に考えていたものでした。

しかしこのような幸せな時代は永くは続きませんでした。2013年にチャン（Chan）らは、肺がんの中でもすりガラス状結節（CT上の所見、後述）を呈する末梢（肺の周辺部という意味）腺がんは9・8％しか生長せず、したがって約90％の症例は治療の必要がないと報告しました。また次の年の2014年には、細気管支肺胞上皮がん（旧分類）の78・9％は過剰診断の可能性があるとのパッツ（Patz）らの論文も発表されました。CT検診の大規模症例―対照研究（RCT）についてはまだあまり論文がありませんが、National Lung Screening Trial の

２０１１年の報告では、ＣＴ検診による死亡減少効果は20％に過ぎないという結果が出ています。要するに、ＣＴの導入によって単純撮影の時代より診断精度が上がって、良性がんが多数発見されるようになったので、前立腺がん検診と同じ状況が20年遅れて肺がん領域でも起こってきたと理解できます。

Chan B, Hwang JH, Choi YH et al: Natural history of pure ground-glass opacity lung nodules detected by low-dose CT scan. Chest 2013, 143: 172-8.
Patz EF Jr, Pinsky P, Gatsonis C et al: Overdiagnosis in low-dose computed tomography screening for lung cancer. JAMA Intern Med 2014, 174: 269-74.
The National Lung Screening Trial Research Team: Reduced lung cancer mortality with low-dose computed tomographic screening. N Eng J Med 2011, 365: 395-409.

第3章で述べたように、多様性の少ない前立腺がんに比べて、肺がんは**多様性**が強く、病理学的に見たがん細胞の形態（これを**組織型**と言います）によっていくつもの種類があります。表５－１に金子（昌弘）による肺がんの分類を示します。

これらのうち、全体の約10％（ただしＣＴの普及とともにこの比率は減りつつある）を占める**小細胞がん**（がん細胞自体が小さく悪性度が高い）はたばことの関連が深く、ほとんど電撃がんのような急激な経過をとり、極めて予後が不良です。これに対し**高分化腺がん**（腺組織を母体とするがん細胞で悪性度が低い）は非喫煙者と女性に多く、生長が遅くて予後も良好なのです。高分化腺がんの一例として、私自身の例を供覧しましょう。

２００５年の６月に超音波教育センターを設立する目的でベネズエラを訪れた私は、ギアナ

組織型分類	頻度	発生部位	画像などの特徴
高分化腺がん	30%	末梢	CT発見のGGNに多い
低分化腺がん	30%	末梢	充実結節～腫瘤
扁平上皮がん	20%	半数末梢	末梢型では腫瘤形成
小細胞がん	10%	大半不明	増大速度極めて速い
大細胞がん	10%	大半末梢	粗大腫瘤が多い

末梢：気管支の亜区域枝から肺胞までの間
GGN：Ground-glass Nodule（すりガラス状結節）

表 5-1　肺がんの組織型と特徴（金子）

高地の旅行に招待されました。そこで滝くぐりをさせられてびしょ濡れになり風邪をひき、肺炎を起こして帰国早々入院してしまいました。幸い肺炎はすぐ回復したのですが、主治医がCTで右中肺葉の末梢にある6×8mmの小さいがん結節を発見してくれました（図5‐3上）。チャンらが指摘したいわゆる「すりガラス状結節」に相当します。単純撮影には何も写っていませんでした（図5‐3下）。まだがんの過剰診断など知られていなかった時期です。私はこんな早期に肺がんが見つかって本当に命拾いをしたと心から感謝し、2006年早々に右中肺葉摘出兼所属リンパ節廓清術を受けました。最新の内視鏡手術だったので全身への影響は軽微で、手術4日後には退院し、1週間後には2時間の講義ができたほど回復しました。

ただ摘出標本の組織診断は「高分化腺がん」でした。つまり2006年の時点では手術の絶対適応

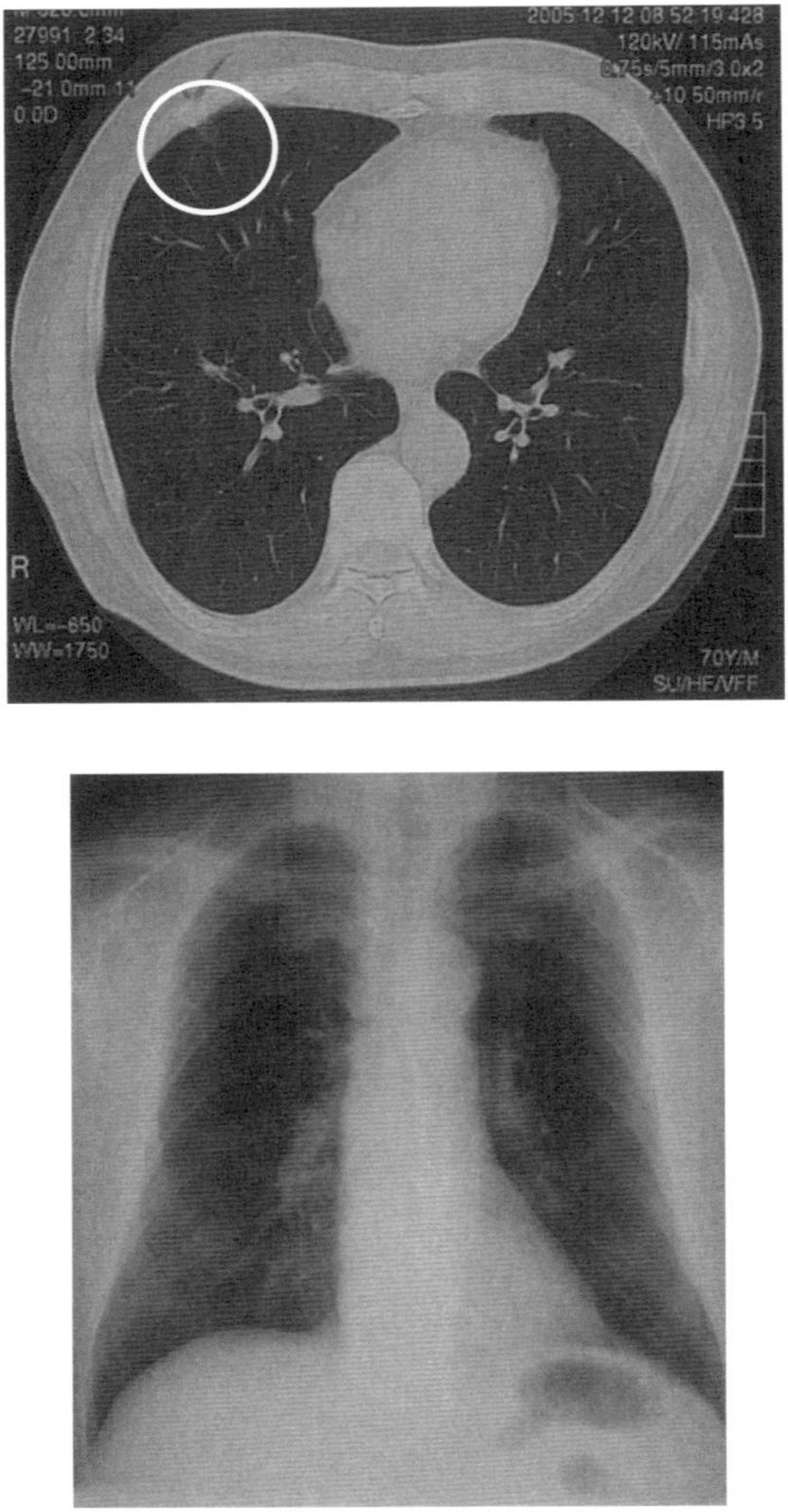

図 5-3　右中肺葉の末梢小腺がんの 1 例。上：CT（チェック部分に 6 × 8mm のがん結節。丸印）。下：単純撮影（結節は写っていない）。

だったのですが、２０１３年に出たチャンらの論文によれば「90％は治療の必要がない」がんであり、もし今これが発見されたのであれば、私は当然手術を希望せず経過を観察（意図的監視）することにしたと思います。まあ根治できたのですから、私は決して「損をした」とは思っていませんが、たった数年の間に医学の知識はこんなに変わってしまうのです。ただ一般の臨床現場では、こういうがんはまだすべて手術されているのが現状で、その多くは過剰診断の対象になる可能性があります。

乳がんの経験

次は乳がんの経験です。

これも最初の対策型検診は視診と触診によるもので、ことに自分でしこりを触れる自己検診が推奨されてきました。この時代には過剰診断は問題にならなかったのですが、やはり１９９０年代に乳房を挟み込んでX線撮影を行う**マンモグラフィー**（mammography）が開発され、順次検診に導入されて以来、直径１‐２㎝の早期がんの発見が急速に増加してきました。今、乳がんの臨床現場では１㎝のがんは全部手術で摘出され、中にはホルモン療法や化学療法まで追加されている場合もあります。

しかしここ数年の間に大規模症例―対照研究（ＲＣＴ）の報告が出始めるようになり、カナダの20万人を対象としたＲＣＴではＣＴ検診による死亡減少効果はないとされました。

Miller AB, Wall C, Baines CJ et al: Twenty five year follow-up for breast cancer incidence and mortality of the Canadian National Breast Screening Study: randomized screening trial. BMJ: 2014, 348: g366.

また英国専門家委員会のメタアナリシスでは、ＣＴ検診は毎年１３００人のがん死を予防するが、４０００人の過剰診断を発生させるとのことです。これらの結果を受けて、スイス医師会は２０１３年にマンモグラフィー検診を中止するよう勧告しました。しかし実際には、まだスイスでは中止していないようです。

Independent UK Panel on Breast Cancer Screening: The benefits and harms of breast cancer screening: an independent review. Lancet 2012, 380: 1778-86.
Biller-Andorno N, Juni P: Abolishing mammography screening programs? A view from the Swiss Medical Board. N Eng J Med 2014, 370: 1965-7.

腫瘍の大きさからこの問題を論じた最近の論文でも、乳がん検診で発見された小さな腫瘍の多くは、発見されていなかったとしてもそれ以上生長する可能性が低かったと述べられており、過剰診断は82％に及んだと結論付けています。

Welch HG, Prorok PC, O' Mally AJ et al: Breast-cancer tumor size, overdiagnosis, and mammography screening effectiveness. New Eng J Med 2016, 375: 1438-47.

これらの経緯は前立腺がんの場合とまったく同様ですから、まだ大きな論争には至っていないものの、乳がんでも過剰診断問題が存在するのはほぼ確実であり、症例の多さからみて、今**この問題が一番深刻に発生している**のは多分乳がんだろうと思われます。我が国でもやっと乳がん検診における過剰診断を認める論文が現れました。

森本忠興、笠原善郎、角田博子ほか：乳癌検診の過剰診断について。日乳癌検診学会誌：2014; 23: 337-346.

大腸がんの経験

便潜血検査（検便によって大便中のがんからの出血を検出する）による大腸がん検診については、すでに２００７年に死亡減少効果は16％に留まるというメタアナリシスが報告されており、これは前立腺がんや乳がんのそれと同様な数字です。

Hewitson P, Glasziou P, Towler B et al: Screening for colorectal cancer using the faecal occult blood test, Hemoccult. Cochrane Database Syst Rev 2007, Jan 24; (1): CD001216.

大腸がんの場合、潜血陽性症例は内視鏡による精査が行われ、がん化する恐れがあるとされるポリープも含めてがんが疑われる腫瘤はその場で切除されてしまうことが多いので、真の過剰診断がどの程度あるかについてはなかなか明確な資料が得られにくいのです。ただ便潜血という検診手段は、診断精度の面からみれば、前立腺がん・乳がんにおける触診や肺がんにおける単純撮影程度の低いレベルにあり、多くの偽陰性例があると思われますから、現状の大腸がん検診システムは過剰診断が問題になる以前の状態にあるのかも知れません。もし仮に、もっと診断精度の高い内視鏡やＣＴ－大腸造影（造影剤を飲ませておいてＣＴで大腸内部を描出する）を検診の手段に採り入れたりすれば、俄然過剰診断が増加することになるでしょう。

しかし死亡減少効果の結果からみても、大腸がんにも他のがんと同様な「良性がん」が当然存在するだろうとの予測は成り立ちます。今後の検討が俟たれるところです。

このように、前立腺がんだけでなくどのがんのがん検診でも、RCTなどで精確に検証してみると、その死亡減少効果はないか、あっても20％前後という数字で一致しています。

ですから私は、**前立腺がんに限らずすべてのがんで、検診レベルで発見されるがんの80％は生長しない良性がん**なのだという推論を、今では固く信じるようになりました。

神経芽腫の経験

そう信じるようになった大きなきっかけは、神経芽腫の経験でした。

神経芽腫は代表的な小児がんで、成人のがんに比べれば数は少ないのですが、副腎や腹部の神経組織から発生し、大部分3歳までに腹部の腫瘤で発見され、予後の悪い症例では数年のうちに死亡してしまいます。このがんの組織からはアドレナリン（精神興奮が起こった時に副腎などから分泌されるホルモンで、ジョークに使われるのでもうお馴染みでしょう）やそれに類似したノルアドレナリンが勝手に分泌され、それらの代謝物が尿中に排泄されるので、尿を1滴垂らした濾紙に試薬を吹きかけて行う呈色反応により簡単に検診が実施できます。我が国では京都府立医大の澤田淳教授等の提唱で、生後6ヵ月の乳児全員を対象として1985年から国家的な検診が開始されました。読者の皆さんのお子さん方も受診されたことがあったと思います。ところがこれによって患者数は激増したのですが、開始後数年で既に検診による疾患全体の死亡減少効果はないことが判明しました。成人のがんは20－30年間観察しないと死亡減少効果を判定できないのですが、子どものがんは経過が早いので数年で結論が出てしまったのです。

その結果、2003年に神経芽腫検診は休止になりました。このがんにはすぐ死んでしまう症例もあるが、一方自然治癒する症例も結構多く、極端な例では生後3ヵ月時に縦隔洞にあった巨大ながんから生後8ヵ月で多量の膿状分泌物が排出され、1歳で全く痕跡を留めなくなったという報告もあるくらいです。すなわちこのがんは**明らかに消滅してしまった**のです。

乾 明彦、高田 洋、今宿晋作ら：縦隔洞神経芽細胞腫の自然治癒の1例。癌の臨床 1973, 19: 1018-23.

今から考えると、この神経芽腫検診は「がん検診の過剰診断問題」が最初に表沙汰になった好個の例だったのですが、これまでがんが自然治癒するなどということはあり得ないと思われていたので、あくまでもそれは特殊な小児腫瘍の特殊な現象だとされ、一般のがん検診と同列に考えるような認識は全くありませんでした。しかし私は、2014年に開催された日本がん検診・診断学会総会で、小児がんの権威である金子道夫筑波大学名誉教授の神経芽腫検診についての講演を聞きながら、このがんと成人のがんとの類似性にはたと気づいたのです。そこで早速次の週に教授にお電話して、図5－1に示したがんの進行模式図に則った場合、神経芽腫患者の経過の分布状態はどうなるかを尋ねてみました。教授は1週間熟考された後、「良性がんが2／3、悪性がんが15％、電撃がんが10％前後」とご回答いただきました。驚くなかれ、何と極めて特殊と思われていたあの神経芽腫の経過も、前立腺がんや肺がんのそれとほとんど同じ分布を示しており、「良性がん80％」という推論を再確認することになりました。

そしてこの過剰診断問題こそ、現代の予防がん学が真っ先に取り組まねばならない喫緊の課題だと、私は痛感しました。

がんの罹患／死亡比

がん検診においてどのくらい過剰診断があるかを知るには、毎年のがん罹患者数と死亡者数との比、すなわち**罹患／死亡比**を見るのがよいと思われます。

全国のがん患者数（罹患数）とがんによる死者の数（死亡数）については、国立がん研究センターから毎年正確な資料が提供されています。この場合、死亡数の算定は死亡診断書に基づいているので前年のデータが直ちに集計できるのですが、罹患数の算定は各診療施設からの報告から推計するので、非常に手間と時間がかかります。かつてはこの報告が正確に行われていた府県は限られていたのですが、2013年に「がん登録推進法」が成立し、爾来すべての患者を追跡する「全国がん登録」が実施されるようになり、その初のデータ（2016年分）が

２０１９年1月に発表されました。その結果、総罹患数の推計は「推進法」制定以前の２０１４年における約88万人から今回発表の約１００万人へと、見かけ上一気に増加しました。なお死亡数は２０１７年分まで発表されていますが、罹患数と同じ時限で対比するため、本書では死亡数もすべて２０１６年の数値を用いています。

罹患数と死亡数を比べた場合、死亡数に対して罹患数の少ない（罹患／死亡比の低い）がんは、がんと診断された患者がすぐ死亡してしまう訳ですから、経過が早い予後の悪いがんであり、逆に死亡数に対して罹患数の多い（罹患／死亡比の高い）がんは、患者は診断後も長期間生存できた訳ですから、経過の遅い予後が比較的良いがんということになります。

したがって罹患／死亡比は、一次的にはそれぞれのがんの性質そのものを示すのですが、時間的にこの比の増減が起こった場合は、本来の予後以外の要因が変化したことを意味します。ここでこの比が増加する場合には主として二つの原因が考えられます。すなわち治療法が進歩してがん患者が長生きできるようになったのか、過剰診断が増加したのかです。しかし考えてみると、この20‐30年間にがん死が何割も減少するほどの革命的な治療法の進歩はまず見られませんでした。ですから罹患／死亡比が増えていくのは、ほぼ間違いなく過剰診断の増加によると考えることができます。そこでまず種々ながんの罹患／死亡比を計算してみました（表5‐2）。

罹患／死亡比が特に高かったのは皮膚がんと甲状腺がんでした。そこでこれら両がんの年次

罹患 / 死亡比の高いがん：予後が良いか過剰診断が多いがん

順位	部位	罹患数	死亡数	罹患/死亡比
①	皮膚	24507	1553	15.8
②	甲状腺	18807	1779	10.6
③	前立腺	89717	11803	7.6
④	乳房	95525	14015	6.8
⑤	喉頭	5285	944	5.6

罹患 / 死亡比の低いがん：予後が悪いがん

順位	部位	罹患数	死亡数	罹患/死亡比
①	膵	40617	33475	1.2
②	肝	42762	28528	1.4
③	胆嚢・胆管	22828	17965	1.5
④	白血病	13789	8801	1.6
⑤	肺	125454	73838	1.7

表 5-2　がんの部位別の罹患 / 死亡比（2016 年）
（国立がん研究センターがん対策情報センターの資料より　渡辺作成）

推移を見ると（図5－4）、皮膚がんについては1980年前後・1990年前後・2010年前後に三つの山があります。実は1989年から厚生省研究班などによる皮膚がんの大規模な全国調査が行われ、それに合わせて罹患数だけが一時的に増加しており、1990年前後の山についてはあるいはこの調査の影響があったのではないかと私は疑っておりますが、詳細は不明です。皮膚がんについては病理診断基準も他のがんと多少異なるところがあり、なお検討が必要と思われます。

第2位の甲状腺がんにも1990年前後に山が見られます（図5－4）。甲状腺がんの組織的な検診は従来ほとんど行われてきませんでしたが、東日

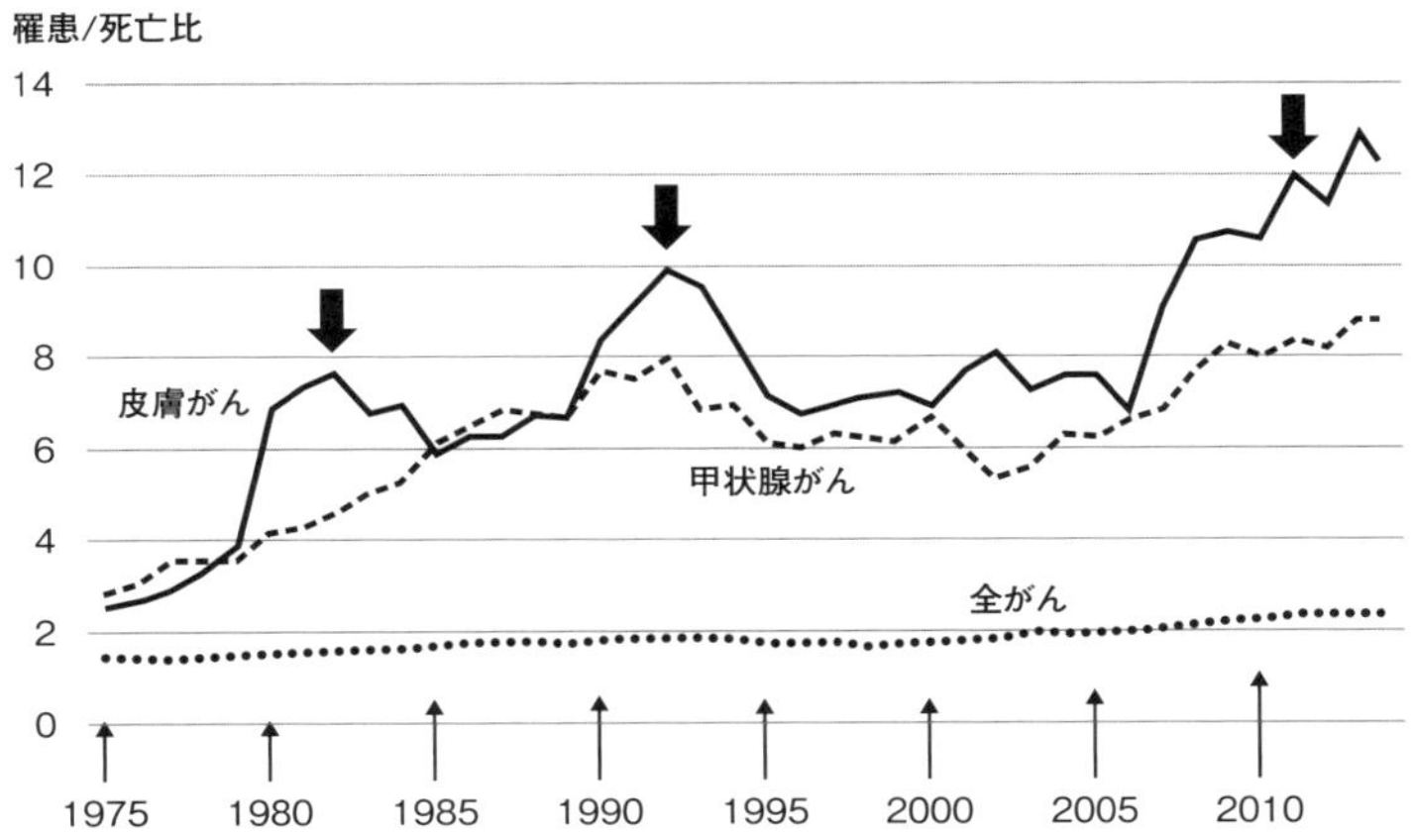

図 5-4　皮膚がん・甲状腺がん・全がんの罹患 / 死亡比の変遷（1975-2014）
（国立がん研究センターがん対策情報センターの資料より　渡辺作成）

本大震災の後に福島県で集中的な超音波検診が施行され、多くのがんが発見されて被曝との関係が取り沙汰されました。しかし第3章で述べたがんの自然史の観点から考えると、どんながんでも発がんからたった1－2年で超音波で見えるほどのがん結節にまで生長することはあり得ません。また韓国では10年ほど前から健康保険を使ってがん検診を行う国家事業を展開していますが、オプションで超音波検査が行える甲状腺がんが激増して大問題になっており、これらの現象はすべて過剰診断として説明が可能であろうと思われます。この事件については第9章で詳述します。

このように皮膚がんと甲状腺がんについては特殊な状況が考えられますが、続く罹患/死亡比の第3・4位には、前立腺が

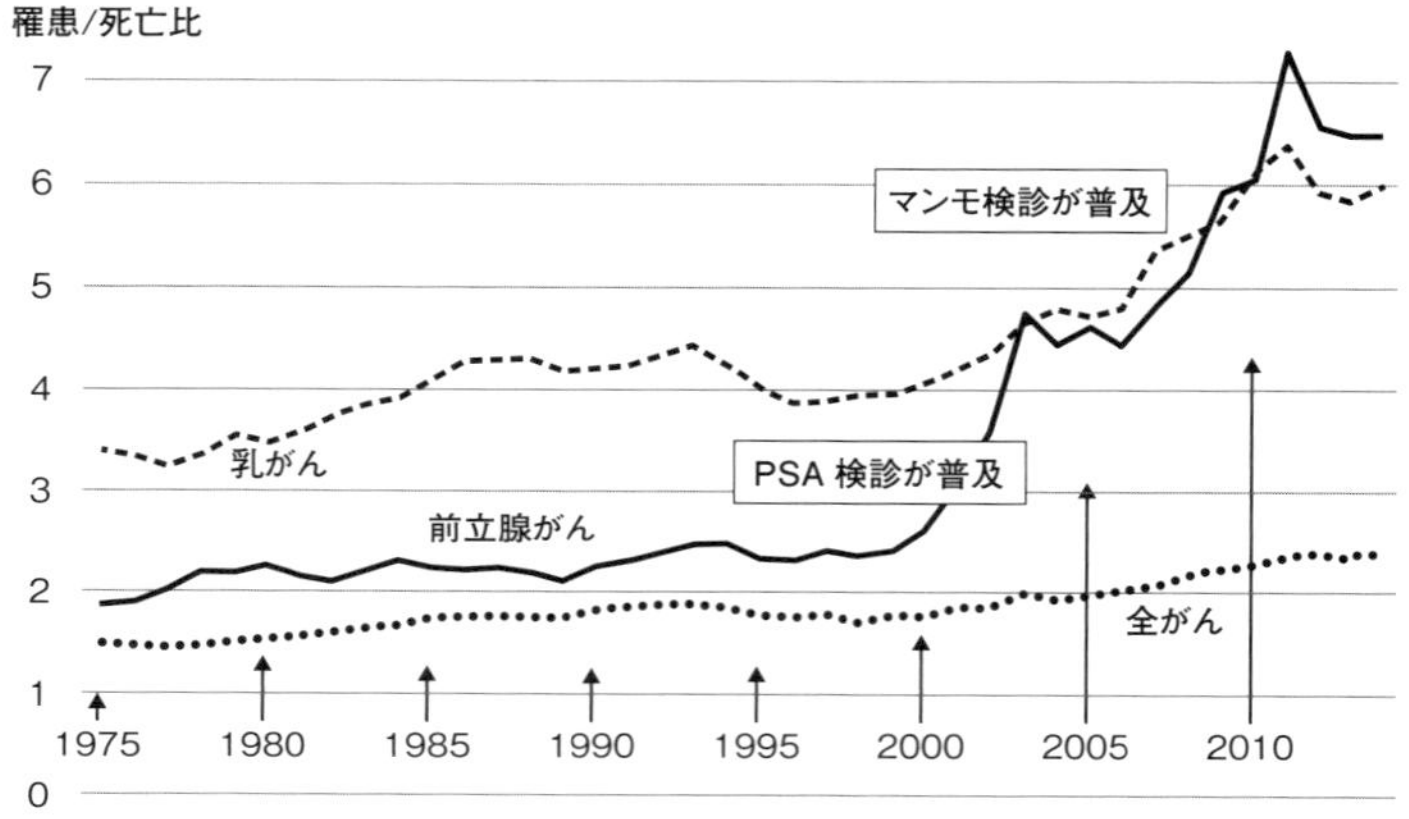

図 5-5　前立腺がんと乳がんの罹患 / 死亡比の変遷（1975-2014）
（国立がん研究センターの資料より　渡辺作成）

ん・乳がんという今過剰診断が最も疑われているがんが並んでいます。これらのがんの年次推移では（図5－5）、前立腺がんで2000年以降、乳がんで2005年以降の比の増加が特に顕著です。我が国でPSA検診が広く普及したのは1995年以降、マンモグラフィー検診のそれは2000年以降のことですから、罹患／死亡比が過剰診断の程度をよく表していることが了解できます。

逆に罹患／死亡比が低いがんは、低い方から膵がん・肝がん・胆嚢胆管がん・白血病・肺がんという順序でした。いずれも非常に予後の悪いがんであり、納得できるところです。またこれらのがんではこの十年間の比がほとんど一定であり、この間予後の改善（つまり治療法の進歩）は全く見られなかったことも了解できます。

このように、ここで新しく提案した「罹患／死亡比」という数値は、今後とも過剰診断や治療法の状況を推定するための良い指標になると思われます。

それでもがん検診はがん死亡の30％を救命できる可能性がある

既に詳述したように、一般に「がん死を防ぐ」という意味でがん検診が有効なのは検診発見がんの20％を占める「悪性がん」のみということになります。たった20％かと、落胆される方も多いでしょう。

ですが、この「20％」は意外に重要な意味を持っています。それを証明するために、ここでかなり荒っぽい計算をしてみましょう。

第7章で詳しく述べますが、２０１６年の全国推計がん罹患者数は約１００万人、がん死亡者数は約37万人でした。世の中にはがん患者でありながらがんの診断を受けていない人はたくさんいると思いますが、診断法がかなり進歩した現在のことですから、仮に国民の総臨床がん（ラテントがんは含まない）患者数はこの統計上の罹患者数に等しいと仮定します。

現在我が国でがん検診が稼働中のがんは、大腸・胃・肺・乳・子宮頸部・前立腺の6種です（第8章・表8－2参照）。このうち前立腺がんは第1章で述べたように国家（対策型）検診には繰り入れられていませんが、実際には自分のＰＳＡを測定している人が他の5種のがん検診の受診者と同じくらいいるので、「稼働中」の検診に含めました。これら6種のがんの罹患者数は約62万人で、その全がん罹患者数のうちに占める割合は62％です。

この62万人のがん検診が施行可能な罹患者のうちの「悪性がん」罹患者は、図5‐1に示したように全体の20％ですから12万人となります。実際には不可能な数字ですが、ここでもし完璧ながん検診（受診率１００％・がん検出率１００％・治療効果１００％）が達成でき、悪性がんのすべてを救命できたとすると、それにより救命できる患者数は、上述の計算から理想的に考えて12万人となり、これは年間のがん死亡者数37万人の約30％に相当します。すなわち、**がん検診は過剰診断時代においてもがん死亡の30％を救命できる可能性があるの**です。

ただし、これはがん検診が理想的に実行された場合、すなわち受診率・診断適中率・治療奏効率のいずれもが１００％だった状態での予想です。診断適中率と治癒奏効率についてはかなり理想に近づけそうですが、問題は受診率です。現在の我が国のがん検診受診率は、各地の報告を見るかぎり大体30％以下です。そうすると現実に今がん検診を受診したおかげで救命されている人は年間2万人前後といったところでしょうか。逆に言うと、今後がん検診をさらに推進すれば最大で年間もう10万人近い救命の伸びしろが見込める訳です。受診率の向上が叫ばれる所以であります。

ただ、「がん検診が有効なのは検診発見がんのたった20％」であるからと言って、**がん検診を軽視することは絶対に許されません**。完璧に施行できさえすれば、現有の技術でがん死亡全体の30％を救命できる可能性を持った方法なのですから。過剰診断が多いのを理由に「がん検診を受けるな」と極論する人も見られますが、上記の数字を見れば、それが誤った主張であることを、どなたでも納得していただけるでしょう。

電撃がんをどうするか

上記の計算で、総臨床がん患者数約100万人の5%、約5万人のがんは電撃がんです。このがんの場合、経過が早過ぎて、例えば1年ごとに検診を施行しても、前回の時には異常が発見できなかったのに、次回の検診時には既に進行がんの状態で治療が不可能になってしまいます。新聞やTVでも、きちんと定期的に検診を受けていたのにがんで亡くなってしまわれた有名人の例が時々報道されますが、あれが電撃がんです。よく「がんを見つけられなかった検診施設が悪い」と考える人がいますが、そうではなくて、がんそのものの性質が悪かったのです。

このがんをどうすればよいか。これは難題です。「2次予防のがん検診をもっと頻回に行えば(例えば半年に1回)早期がんの段階で発見できるのか」、あるいは「もし発見できても治療が有効なのか」、などの疑問には、現在答えられるだけの経験がありません。私たちはこれを解決しようと臨床データを収集中ですが、まだ結論は得られていません。よしんば検診期間を短縮すれば早期がんの段階で発見できると分かっても、そんな頻回の検診を国民全員に強制することなど、費用対効果の見地からできる相談ではありません。

ですから、がん患者総数の5%、年間のがん死亡数約37万人中約4万人、すなわちがん死亡

中約1割の電撃がんに対しては現在の予防がん学は全く無力なのです。この点ははっきりと認識していただく必要があります。そして電撃がんの予防の将来に期待できるのは、発がんそのものの予防（後述する0次予防）の実現だけでしょう。

[まとめ]

がんはその生長時期と生長の態様により、ラテントがん（直径1㎝未満、臨床がんではない）・良性がん（臨床がんの80%、直径1－2㎝）・悪性がん（20%、直径2㎝以上）・電撃がん（5%）の4種に分類されます。すなわちがん検診で発見される直径1㎝以上のがんの8割は良性がんで、治療の必要はなく、これを治療してしまうのが「過剰診断」に相当します。ただし「がん検診」という方法は、理想的に施行できた場合がん死亡の30%を救命できる可能性をもっていますので、これを無視することは許されません。

6

意図的監視のすすめ

過剰診断問題にどう対応するか

意図的監視の実際

検診発見がんの8割は治療の必要がないという可能性が示された過剰診断問題は、これまで順調に発展してきた予防がん学が初めて突き当たった最大の障壁です。一体これをどう解決したらよいのでしょうか。一部の論者が声高に主張するように、検診はやめるべきなのでしょうか。しかし自分自身のことを考えてみれば分かると思いますが、からだにがんがあるという情報を得ることは、その個人にとっては人生を左右するほどの最優先課題です。しかも、がんを早期に発見して、予後もある程度見通せるようになったのは、現代医学の最大の成果です。

さらに前章で試算したように、がん検診は理想的に施行できればがん死亡の30%を救命できる可能性を有しており、相変わらず予防がん学の重要な柱のひとつであることに変わりはありません。だから「過剰診断があるから検診を止めろ」という意見は、明らかに極論です。

ではどうしたらよいか。この問題の解決法は、良性がんに対して慎重に監視を続ける、**意図的監視（active surveillance）の普及**しかないと、私は考えています。これについては第1章で既に触れましたが、仰々しく聞こえる術語ではあるものの、要するに検診でがんが見つかってもすぐには治療しないで一定期間ごとに観察を続け、生長するがんだけを治療しようという方法です。一般の病気に対する診療の現場でお医者さんがよく口にする「少し様子を見ましょうか」というやり方を、もっと理論的・組織的に実行しようという訳です。

ただ、この「様子を見よう」という、一般に言われている「経過観察」なる言葉には、「本当は何かしなければならないのに何もしない」ことを意味する、どちらかと言えば消極的な「悪い」語感があります。「意図的監視」はそうではなく、「がんがあるのに治療しない」積極的な行動を表現する、特別な術語なのです。

本当は、がんが見つかった段階で「良性がん」か「悪性がん」かをはっきり見分ける良い診断法があれば、こんな面倒くさい手続きをとる必要はないのです。ですが今の段階では、そういう診断法がありません。そこでとりあえず「様子を見ながら」生長しないがんに不必要な治療を行う愚を避けようという訳です。

現在前立腺がんにおいて「良性がん」と「悪性がん」を選り分けている手法の実際を、日本泌尿器科学会が発表しているガイドラインを例に挙げて説明しましょう。

①ＰＳＡが10以上なら治療する。10未満の場合は、

②無差別生検 random biopsy（会陰または直腸内から穿刺する針の行方を、経直腸的超音波

断層法で監視しつつ、前立腺全体を均等に分割した10－12箇所から1本ずつ組織を採取する針生検）を行う。

③　3箇所以上の採取組織からがんが見つかれば治療。

④　1－2箇所の採取組織ががん陽性でも採取組織のグリソンスコア（後述）が7以上なら治療。

⑤　1－2箇所の採取組織ががん陽性でグリソンスコアが6以下なら、6ヵ月ごとにPSAや画像診断で経過観察し、生長が確認された段階で治療。

というものです。要するに、①がんマーカーの高さ、②がんの大きさ、③がんの悪性度の3点から良性と悪性を見分けようという思想が見てとれます。後述するように、このガイドラインで「悪性がん」と疑われても、実際には「良性がん」であった症例はかなりあるようなのですが、この場合最も恐れるのは逆に「悪性がん」を「良性がん」と判定してしまうケースなので、「良性がん」に対してかなりきつめな設定がなされています。

日本泌尿器学会編：前立腺癌診療ガイドライン2012年版。金原出版、東京、2012.

ここでグリソンスコアとは、米国の病理医グリソン（Gleason）が50年ほど前に提案した前立腺がんの病理診断の指針で、病理組織学的に前立腺がんの予後を予測するためには、がん細胞そのものの悪性度は無視し、細胞の配列だけを観察すべきであるとして、がん細胞同士の集中度を段階表示するために創案したシステムです。これにはちょっと説明が必要です。

これまでの病理学では、がんが示す性質すなわち悪性度（浸潤・転移を起こす程度）は、すべてがん細胞そのものの性質であると考えられてきたのです。そのため強拡大の顕微鏡で（さらには電子顕微鏡まで動員して）がん細胞を事細かに観察し、正常の細胞とどこがどのくらい違うかを調べ上げる方法が確立され、その相違をがんの悪性度そのものと定義してきました。これに対しグリソンは、「顕微鏡は強拡大を使うな！」と警告し、がん細胞そのものの変化は見ずに、弱拡大の視野で専らがん細胞同士の配列の状態や細胞周囲の支持組織の状況を観察して、がんの悪性度を判断せよと主張したのです。50年前にこれを言うのにはずいぶん勇気が要ったと思いますが、実際にこのシステムを使ってみると予後の予測がとてもよく当たるので、世界的に広く普及しました。お蔭で前立腺がんでは、初診の段階で他のがんよりかなりはっきり患者さんの将来を告知することができます。

グリソンの着想は、実は一般的ながんの本質を極めて的確に衝いていたのです。何度も述べたように、がんは周囲への浸潤や遠隔臓器への転移さえ起こさなければ治療は容易であり、それが良性がんなら放っておいてよいのです。これまでは転移するかどうかはがん細胞自身の悪性度が決めると信じられてきたのですが、グリソンは細胞外の周囲の状況がそれを決めると考えたのです。最近になってこの考えを支持する報告が続々と発表されており、例えばがん細胞はかなり初期の段階から全身の血液中に流出しているが、それが1個で循環している間は決して転移は起こらず、がん細胞が集中した集団（cluster）で循環するようになって初めて転移が発生するとのことです。転移するためにはがん細胞が集団で行動する必要があるのです。

Bottos A, Hynes NE: Cancer: Staying together on the road to metastasis. Nature 2014, 514: 309-10.

実際のグリソンスコアの判定は、がん組織中の異なる部位2箇所を観察し、それぞれのがん細胞の集中度を5段階で判定し、2箇所の段階を足し合わせた数で表示します。ある箇所の段階が3で、別の箇所の段階が4であったら、グリソンスコアは3＋4＝7です。これが6以下なら比較的おとなしいがんであり、7以上ならかなり悪いがんと判定されます。最悪のがんは10ですが、これには滅多にお目にかかりません。

グリソンスコアの話が長くなりましたが、こんな重大ながんの本質を自分の経験だけを基に見抜いたグリソンの慧眼に敬意を表し、意図的監視の話に戻りましょう。

第1章で述べたように、前立腺がんの分野ではつとに１９９０年代から意図的監視が実行され始め、現在ではほぼ確立した対処法となっています。実例を挙げますと、前述した北村による京都府乙訓地区の検診成績では、２０１３年以後検診で発見された前立腺がん患者の42％が意図的監視で対処され、良好な結果が得られています。米国の現状も40％前後で、大体似たようなものですが、検診発見がんの80％は良性がんなのですから、将来はもっとこの比率が高くなるべきでしょう。

北村浩二：前立腺がん検診暴露率と過剰診断の関係。日本がん検診・診断会誌 2014, 22: 168-71.
Wadman M: Treatment: When less is more. Nature 528: S126-127, Supplement "Prostate cancer" (17 December 2015).

ごく最近、１６４３例の早期前立腺がん患者を意図的監視・手術・放射線療法の３方法に無作為に振り分けて、結果を10年間追跡した報告が発表されました。それによると、この間の前立腺がん死は計17例で、意図的監視群８例・手術群５例・放射線照射群４例であり、３群の間に統計的有意差は認められず（つまり治療してもしなくても同じ結果）、さらにがん死と他因死との間にも有意差はありませんでした。ただ観察期間中に進行がんへと進んだ患者の数は、意図的監視群１１２例・手術群46例・放射線群46例で、有意に意図的監視群が多数を占めました。妥当な成績と言えましょう。

Hamdy FC, Donnovan JL, Lane JA et al: 10-year outcomes after monitoring, surgery, or radiotherapy for localized prostate cancer. N Eng J Med 2016, 375: 1415-24.

また別の報告では、前立腺早期がん患者７３１例をグリソンスコアは無視して無作為に意図的監視群と手術群の２群に分け、20年間観察したところ、両群の間のがん死数には統計的有意差がなかったとのことです。ですからグリソンスコアにたよった前述のガイドラインは、必ずしも適格に「良性がん」と「悪性がん」を鑑別しているとは言えません。

Wilt TJ, Jones KM, Barry MJ et al: Follow-up of prostatectomy versus observation for early prostate cancer. N Eng J Med 2017, 377: 132-42.

このように、意図的監視は前立腺がんではもう普通の対処法なのですが、その具体的な手法については未だ開発途上です。この分野は今、世界の泌尿器科学界で最も関心を呼んでいるので、遠からず何かのきっかけは摑めるかも知れません。

しかし前立腺以外のがんでは、未だ過剰診断の事実すら十分に認識されておらず、ましてや実施の手法の議論など、限られた人の間で始まったばかりです。一刻も早い啓蒙が望まれます。**がん検診は明らかに有効ながんの予防法**です。しかし過剰診断の事実が明らかになった現段階では、**慎重な意図的監視との組み合わせによって初めて実施が許される**のです。

良性がんは「病気」なのか?

そこで考えなければならないのは、「良性がん」の立ち位置です。第3章で述べた前立腺や甲状腺にみられるラテントがんは、病理組織学的には明らかながんなのですが、高齢死亡者の30%以上に発見され、何ら病的な意義はないので、一般には病気とは考えられておらず、ラテントがんが見つかっても治療しようとする人はいません。一方「良性がん」も、病理組織学的には明らかながんですが、無症状で生命予後にも影響がないことが判明し、ほとんど病的な意義はないという点で基本的にラテントがんと同じです。両者が違うのは大きさだけです。要するに、現存する画像診断法で見つかる(直径1㎝以上)のが良性がんで、組織を採取して顕微鏡で検査して初めて見つかる（直径1㎝未満）のがラテントがんであると理解でき、両者の間に本質的な差はありません。

ただし時々良性がんをラテントがんと混同する論調がみられますが、これは明らかな誤謬です。ラテントがんはあくまでも他の原因で死亡した人を研究の目的で（医療行為としてではなく）精査した場合に見つかるがんであり、「病気」とは認識されていません。これに対し良性がんは、がんを見つける目的で積極的に診断作業（医療行為として）を行った場合に見つかるがんであり、その意味で「臨床がん」の範疇に入るのです。

また医師の間でも、良性がんの本質が誤解されていることがよくあります。例えば先日読んだ週刊誌に掲載されていた有名な医師によるコラムに、次のような一節がありました。「乳がん検診は必ずしも死亡率の低下につながらず、むしろ間違って〝がんの疑い〟として検査や治療のやりすぎにつながるマイナス面の方が大きい。」良性がんは〝がんの疑い〟なのではなく、病理学的にも臨床医学的にも明らかな「がん」なのです。

これまでがんを宣告された人は一様に悩み、苦しみ、死を恐れながら、がん患者として他人とは違う毎日を送るのが常でした。しかし「良性がん」の存在が分かった今、**同じがんであっても良性がんは病気ではない**という概念を常識として一般に広め、良性がんを持っている人は何も怖れることなく、ただ定期的な意図的監視のための診察だけは確実に受診して、積極的に人生を送れるよう方向づける努力が必要だと思います。

がん検診はがんたちの動向をモニターするためのシステムと考えるべきだ!

このような状況になってくると、がん検診そのものの意義が、かつての「とにかく早くがんを発見する」という目的からかなり逸脱して、次のような考え方に変革せざるを得ません。以下、箇条書きで示しますと、

①どんな人でも一定の年齢になれば、あちこちの臓器に何十個、何百個というラテントがんを抱えている。

②それらのがんのほとんどは、消えるか、大きくならない。

③しかしそのうちの何個かが直径1cm以上に生長することがある。

④だがそれら直径1cm以上のがんも、その8割は消えるか、大きくならない（「良性がん」）。

⑤ただ、そのうちの2割は生長して「悪性がん」になるので、治療する必要がある。

⑥それ故がん検診は、このようながんたちの動向を常に監視していて、必要な場合に限って治療で介入するための、**モニターとしての機能を有するシステム**であると理解するべきである。

したがって直径1cm以下のラテントがんを発見するための新しいシステムは要らない（というより有害）ことになります。そしてこの際、これまで広く信じられてきた**「がんはどんなに小さくても治療する」**という**「迷信」**は、**一切捨て去る**必要があります。

意図的監視の侵襲をどう防ぐか?

ところで、意図的監視を実行する上で一番大きな問題は、検査そのものが被験者に与える悪い影響です。検査の苦痛・臓器に与える傷害や放射線被曝など、これらの影響を一括して侵襲と呼びます。1回だけの検査なら容認もできましょうが、毎年検査をするとなるとその侵襲は加重され、とても無視できません。

意図的監視は主として生検と画像診断で行われますが、生検はやられる方にとっては精神的にも肉体的にもつらいものです。乳がん検診ではマンモグラフィーを用いますが、受診者に聞きますと検査時に乳房を挟まれるのがとても痛いそうで、もう二度とやりたくないと言う人に私は何人もお会いしていますし、またX線照射の有害性も問題です。肺がんの場合は単純撮影はともかくとして、ヘリカルCTの照射量は半端なものではありません。これらの侵襲は長期に亘る意図的監視を続ける上で大きな障害となります。そこで私は侵襲を減らすための新しいアイデアを、ここで四つほど提案しておきたいと思います。

第1は、画像診断としてなるべく超音波を活用することです。超音波検査は放射線障害がなく、痛みもなく、特に乳がんの場合、薄い乳房が多くてマンモグラフィーがやり難い日本人では、意図的監視法の第一選択肢だと思います。最近珍しく我が国で実施された大規模症例―対照研究でも、乳がん検診における超音波の重要性が立証されました。

Ohuchi N, Suzuki A, Sobue T et al: Sensitivity and specificity of mammography and adjunctive ultrasonography to screen for breast cancer in the Japan Strategic Anti-cancer randomized Trial (J-START): a randomized controlled trial. Lancet 2016, 387: 341-8.

第2に「**生検なし意図的監視**」を提案します。前述のように、現行の前立腺がんガイドラインでは、ＰＳＡまたは画像診断でがんが疑われた場合、まず生検を施行してがんを確定し、そのグリソンスコアが6以下の場合に限って意図的監視に入るとしています。しかしここまで画像診断が発達し、検診発見がんの８割は良性がんだと判明した現段階では、小がん巣が発見されても単なる確認のための生検は施行せず、定期的な画像診断だけの意図的監視で対応しても十分なのではないでしょうか。

ＰＳＡ＝３・77だった1例を供覧します（図６－１）。これも私自身の例ですが、ここ数年ＰＳＡが正常範囲ではあるものの次第に上昇してきていたので、ＭＲＩ（１・５テスラ）をやってみたところ、水平断面で前立腺左葉（断面では右側、図６－１上の丸印）にがんがあると言われました。「テスラ」というのは検査に使われる磁束の密度の単位で、ＭＲＩ機器の描出性能を示します。現在のガイドラインによれば、この段階で生検を受けねばなりません。しかしどうも納得が行かず、自分の研究所にある特製の器械で経直腸的超音波断層法を施行してみたら、図６－１中のように、ＭＲＩで指摘された部分には左側の前立腺肥大症による結節があって、一部に炎症を伴うため音響反射による像が増強していただけで、がんの所見はありません

経過

- PSA=3.77 − 4.97
- 某病院で MRI（1.5T）施行。
- 前立腺左葉にがんの疑い（○印）。
- 超音波では肥大症あり。
  左葉に軽度の炎症。がんは無さそう。
- 別の画像診断専門施設で
  MRI（3T）再検。がんは否定。
- 1 年に 1 回監視を継続中。

MRI 1.5T

超音波

MRI 3T

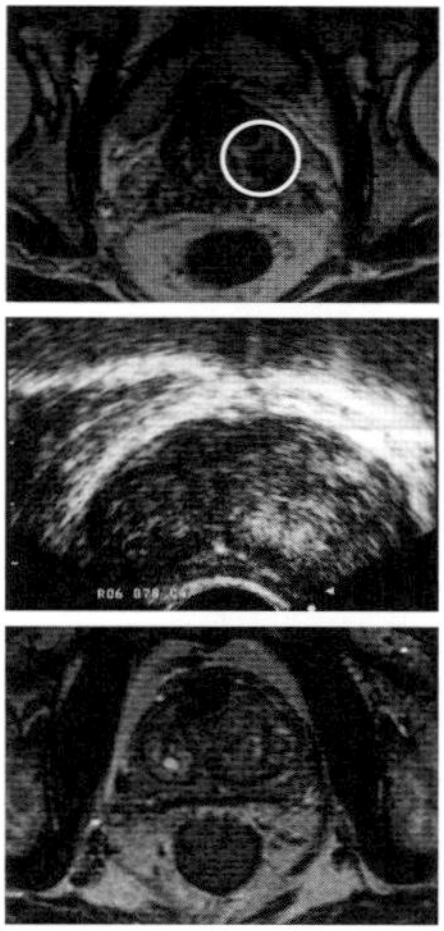

図 6-1 「生検なし意図的監視」を実行中の 1 例における画像診断

でした。そこで別の施設で最新型の3テスラのMRIによる検査を受けましたが、やはり超音波と同じ所見で（図6-1下）、がんは一応否定されました。他のどこかに小さながんはあるのかも知れませんが、これから画像診断で1年おきくらいに意図的監視をやっていこうと考えています。今後このような「生検なし意図的監視」の適応例はどんどん増えてゆくでしょう。

この章を書いているちょうどその時、「生検無し意図的監視」のコホート検証試験結果が英国から発表されました。前立腺がんを疑われた患者の4例に1例は、MRI検査だけで生検を回避できるという内容です。将来はもっと回避できる患者の数が増える筈です。

Ahmed HU, Bosaily AE-S, Brown L et al: Diagnostic accuracy of multi-parametric MRI and TRUS biopsy in prostate cancer (PROMIS): a paired validating confirmatory study. Lancet 2017, 389: 815-22.

第3の問題は「マーキング」です。意図的監視の対象がんは小さいので、頻回の監視に際して行う画像診断において標的がんを素早く同定するために、穿刺によって当該部にX線や超音波で陰影を生じる小物体を挿入し、マーキングをしておく必要が起こると思われます。この目的のためのマーカーには既に数社の製品がありますが、挿入後に組織内で移動してしまうことが多いのが大きな欠点です。移動を防ごうとマーカーの形態を複雑にすると画像が乱れる結果になります。また現在の製品は主として治療用なので大げさなものが多く、近い将来意図的監視専用の良い製品の開発が望まれます。

第4の提案は「標的CT」についてです。肺のヘリカルCTでは通常1回数百断面を撮影していますが、これを標的がんの部位だけを狙った数十断面の撮影に留めて、少しでも照射線量を減らすことはできないでしょうか。放射線科医に聞くと、現行の放射線科のガイドラインでは、スクリーニングの目的には低線量モードを用い、逆に発見されたがんの意図的監視には十分な線量をかけて全域を細かく観察することになっているそうです。また市販の装置では、一部の断面だけ撮影しようとすると非常に手数が煩雑になるようです。要するに医師側の態勢も装置側の設計思想も、これから行われるであろう多数の患者に対する数十年単位の意図的監視にはうまく対応できていません。意識改革が必要でしょう。

過剰診断は何故起こってきたのか

過剰診断のまとめとして、一体なぜこの問題が21世紀になって急に顕在化してきたのかを考えてみましょう。

その答はたったひとつ、**「診断能力の向上」**すなわち「より小さながんを発見できるようになった」ことに尽きます。例えば前立腺がんでは、直腸内指診しか診断法がなかった時代に発見されるがんは少なくとも直径２㎝はあり、既に進行がんに移行する直前か直後かという状態でしたから、すべてのがんを治療して正解だったのです。ところが経直腸的超音波断層法の開発によって直径１㎝のがんが、ＰＳＡの開発によって直径０・５㎝のがんが見つかるようになり、それらの「小さな」がんを治療してみて初めて「良性がん」の存在が気づかれたのです。

同じことは乳がんにおいて診断法が触診からマンモグラフィーへ進化し、肺がんにおいて単純撮影からヘリカルＣＴへ移行した経過においても起こりました。胃がんでは近年内視鏡が広く一般的に使用されるようになり、当然直径１㎝のがんは肉眼で見えるでしょうから、やはり相当多くの過剰診断症例がある筈です。ただ大腸がん検診においては、おそらく検査法として用いられている便潜血では１㎝大のがんは引っかかって来ないでしょうから、まだあまり過剰診断問題は起こっていないだろうと予想できます。将来大腸内視鏡や造影ＣＴが検診手段として採用されれば、俄然過剰診断問題が現実のものとなるでしょう。

診断能力の向上は更に続いています。例えば最近話題になっている、血液マイクロＲＮＡによるがんの早期発見などが実用化されれば、直径１㎝以下のラテントがんさえ見つかってしまうでしょう。でも既に述べたように、成人だったら誰でも体のあちこちの臓器に何十個、何百個というラテントがんを抱えている筈です。将来それが全部検出されてしまったら、一体どんな世の中になるのでしょう。ちょっと空恐ろしい感じがします。そうなる前に私たちは、がんの過剰診断問題に一定の理解と合意を得ておく必要があると思います。

２０１８年６月４日の一部報道によると、厚生労働省は対象年齢の変更を含めがん検診の指針見直しの検討を始めたそうですが、注目すべきは、その発表の中で厚労省が初めて「**がん検診に過剰診断が存在する**」ことに言及した点です。これまで厚労省は、専ら検診を推進する立場から過剰診断については一切触れないできました。これは大きな政策変更であり、我が国でも遅ればせながら「過剰診断問題」がいよいよ国家レベルの論争を呼ぶ、きっかけとなるかも知れません。

［まとめ］

過剰診断を無視して良性がんを治療してしまう弊害は、まさに人道問題であると言えましょう。適切な意図的監視を実行しないがん検診は、「〇〇〇に刃物」という差別用語を含んだ古い格言で呼ばれて当然だと思います。しかしこの弊害は適切な意図的監視の導入によって解決できます。がん死の30％を救命できる可能性をもったがん検診を捨て去る訳にはいきません。

7

がんの趨勢と社会

がんは高度成長時代の病気だった

病気は社会の歪であり社会悪のひとつである

「がん検診と過剰診断問題」についての記述が一段落したので、ここでがん全体が今の我が国においてどんな意義を占めているかについて、考察してみたいと思います。

人類史の上でいわゆる「国民病」は次々と交代してきましたが、それは常に社会構造の変遷と密接に連動していました。その意味で、何故がんが第2次大戦後に「国民病」として登場してきたのでしょうか。

我が国の戦前の死亡原因の第1位は常に結核でした。樋口一葉（1896没）や正岡子規（1902没）をはじめ、結核で命を落とした有名人は数えきれません。結核は若年者の病気ですから、その死亡が国民の平均寿命に及ぼす影響は大きく、1935年の我が国の平均寿命は男46・9歳、女49・6歳に過ぎず、終戦の年1945年には戦争の影響も加わって僅か男23・9歳、女37・5歳という惨状でした。

ところがBCG接種や患者隔離などの予防医学的措置や、ストレプトマイシンなどの治療薬が開発された結果、結核による死亡は戦後から1960年代にかけて劇的に減少し、代わって脳出血（脳内の血管が破断する）や脳血栓（血中でできた凝血が小動脈に詰まる）による**脳血管疾患**が死亡原因第1位を占めました。

脳血管疾患とは、脳出血と脳血栓とを総称したもので、何れも高血圧を原因として起こります。高血圧は塩と深い関係があります。日本食はもともと塩分が多いのですが、特に味噌汁と漬物は多量の食塩を含んでおり、戦後の日本人の平均1日食塩摂取量は軽く20gを超えていました。私は東北大学の出身で、卒業後10年ほどは大学から東北地方のあちこちの病院に出張勤務していました。あの頃人々は丼一杯の味噌汁を三食啜り、山盛りの塩漬け食品を口にしており、素人目にもこれは塩の摂り過ぎだと感じたものです。北極圏に住むエスキモーの食塩摂取量は1日0・5g以下で、高血圧患者はほとんどみられないそうです。最近アフリカでも、食塩摂取が極めて少なく高血圧患者が一人もいない地域が発見されました。

塩の摂り過ぎと高血圧との関係を最初に強く指摘したのは弘前大学衛生学教室の故・佐々木直亮教授です。当時の保健行政もこれを重視し、特に高血圧が多かった東北地方の保健師さんたちが中心となって熱心に食事指導を行った結果、脳血管疾患は1960年代半ばを境に激減し、ついに制圧に成功したのでした。また高度成長によって電気冷蔵庫が普及し、食品の塩蔵の必要性が減ったことも強い影響があったと言われています。その結果1985年には我が国の平均寿命は男74・8歳、女80・5歳と急速に伸び、この年以来女性は常に世界第1位、男性も常に世界の上位を占めてきました。社会の生活様式の特徴は食餌内容に特に強く反映しますが、食塩と高血圧との関係はそのような「社会悪」のひとつであり、それを社会自体が計画的に改善すれば、確実に成果が挙がることを示した良い例です。

ただ最近発表された２０１７年の調査では、女性の世界第1位は遂に香港に抜かれたようです。香港は男性も世界第1位に躍進しましたが、あの超人口密度の騒々しい地域の平均寿命が何故それほど高いのか、不思議に思います。総人口数が限られているので、富が平均に行き渡るためでしょうか。

そして我が国で、脳血管疾患の減少に代わって死因の上位を占めたのが、**心疾患と悪性新生物（がん）**でした。心疾患は元々西欧社会に多い病気で、脂肪摂取と関係があります。我が国では戦前永らく脂肪の摂取量が少な過ぎるのが問題とされてきましたが、社会の高度成長につれて脂肪摂取量が次第に増え、そのため心疾患が増加したものと考えられます。ただ心疾患は高血圧とも深い関係があるので、高血圧の制圧とともに心疾患も１９８０年代以降は落ち着きを見せてきました。

代わって１９８０年代から死因第1位を占めたのが、**がん**でした。がんはその後右肩上がりで増加し、２０１７年の年間総死亡数は約１３４万人でしたが、その死因の首位は依然として①がん（37万人＝28％）でした。以下、②心疾患（20万人＝15％）、③脳血管疾患（11万人＝8％）、④老衰（10万人＝８％）の順となっています（第8章で詳述）。

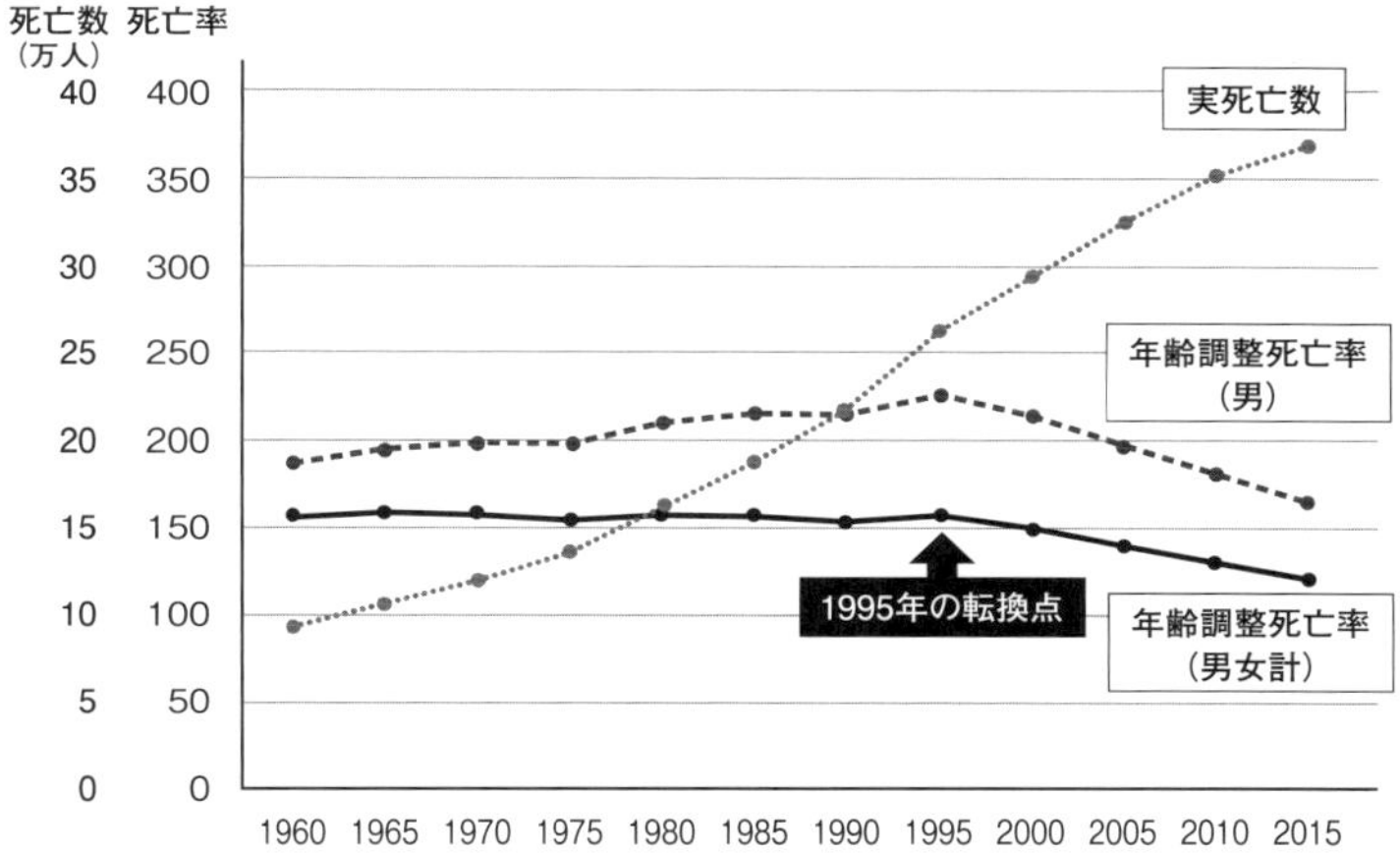

図 7-1　我が国の年間がん死亡の実数とその年齢調整死亡率（人口 10 万対）の推移（国立がん研究センターの資料より渡辺作成）

図7－1に、我が国の年間がん死亡の実数とその年齢調整死亡率（この意味は既に第1章で説明しました）の年次推移を示しました。がんは高齢者の病気ですから、高齢者社会に向かう我が国では、死亡の実数はこの図に見られるようにかつて強い右肩上がりの増加を見せ、1980年代には、我が国のがん死亡は更に数十年に亘って増えるだろうと、疫学学界では予想されていました。

しかしそのようにはなりませんでした。図7－1でお分かりのように、年齢調整死亡率の上では1995年を境にがん死亡が減り始めたのです。女性のがん死亡はもともと男性に比べて少なく、1960年代から僅かずつではあるが減少していましたが、1995年からは男性のがん死亡も

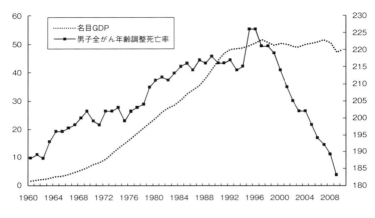

図 7-2　我が国の男子がん年齢調整死亡率と名目 GDP の推移（渡辺 , 1960-2009）

減少傾向に入ったのです。ですから、１９９５年は我が国のがんにとって一つの区切りがついた年でした。私はこれを「１９９５年の転換点」と呼んでいます。

どうして「右肩上がり」の予想は外れたのでしょうか。私はやはりその原因は社会の生活様式の変化にあったと考えています。

がんは減りはじめた

図７‐２を見てください。１９６０年代から１９８０年代にかけては、いわゆる「高度成長期」にあたり、我が国のＧＤＰは上昇を続けていました。それが１９９０年代の「バブル崩壊」を境に一気に景気が冷え込み、「失われた10年」続いて「平成不況」に突入します。図のＧＤＰのカーブを男子がん年齢調整死亡率のカーブと比べてみますと、ＧＤＰが横這いになるのに

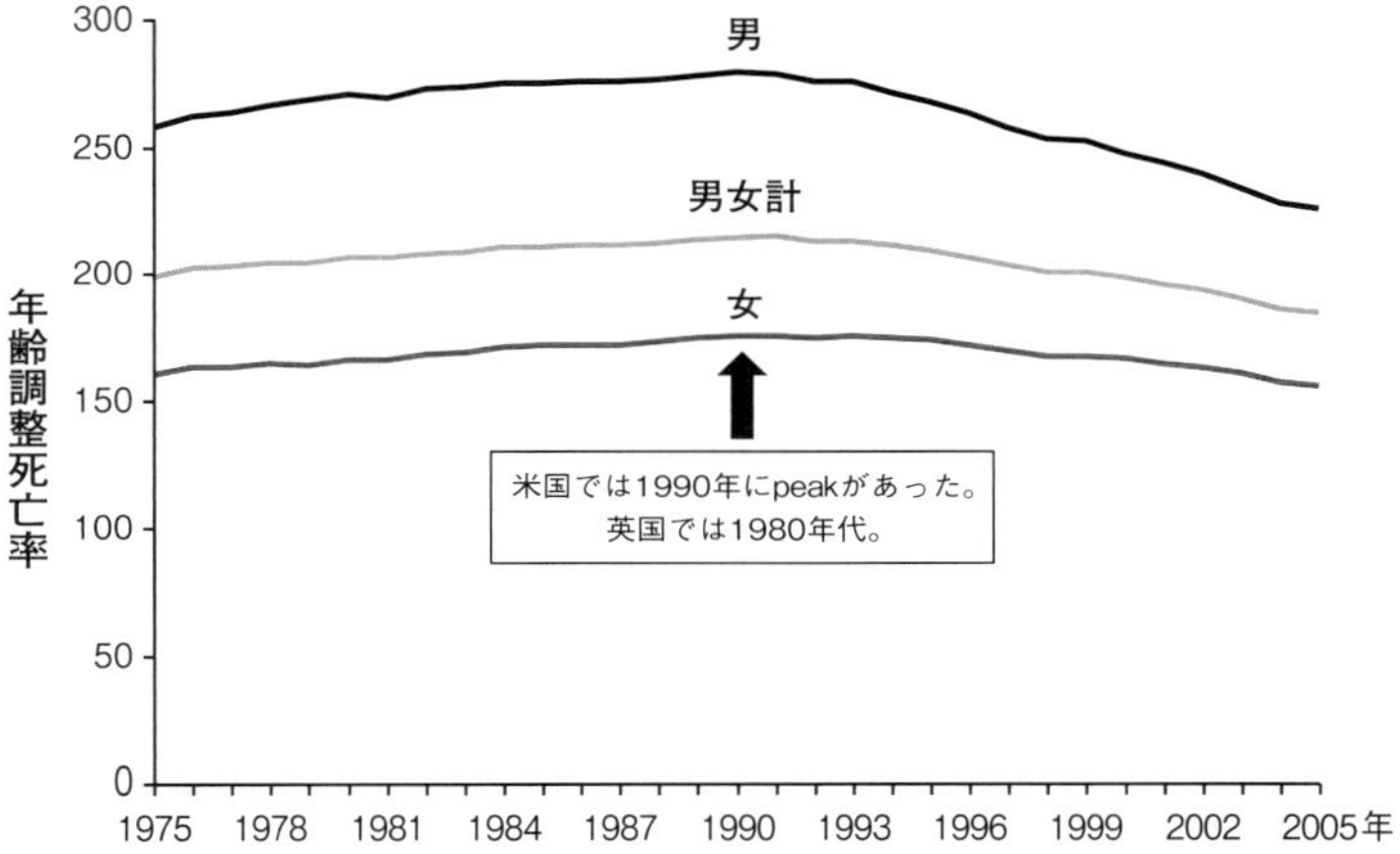

図 7-3　米国における男女全がん年齢調整死亡率（American Cancer Society, Inc のデータを渡辺改変）

ちょうど５年遅れてがんが減り始めたことになります。同じ現象が英国でも米国でも起こりました。戦後これら両国ではやはりがん死亡が激増していましたが、英国では１９８０年代、米国（図７－３）では１９９０年から、ＧＤＰの停滞にやや遅れてがん死亡は明らかに減少に転じたのです。「英国の歴史は世界のそれを先取りしている」とよく言われますが、がんの消長でもそれは当たっているようです。

　つまり、**がんは高度成長期の病気だった**のです。次章で詳しく述べますが、現段階でがんが起こる（発がん）原因がはっきり分かっているがんは全体（死亡数）のうちの５割弱（第８章で詳述します）で、その原因は大雑把に言ってたばこ・酒・感染症の３者です。たばこも酒も社会が貧しいうちはやりたくとも十分にはやれなかったのに、高度成長時代に入って一般の収入が上がると誰でも欲望が満たせるようになり、たばこと酒の消費量は激増しました。また感染症のうちで、子宮頸がんと口腔咽頭がんの原因となるパピローマウイルスは性感染症ですが、高度成長時代には性産業も有卦《う け》に入っており、蔓延を助長したでしょう。そのほかにも「高度成長」という社会現象の中には、まだよく分かっていないがんの増加を刺激する要因がたくさんあったのだと思われます。ですから**高度成長期が終わった我が国のような先進開発諸国では、これからどんどんがんは減ってゆきます。**しかし中国・インド・ブラジルなどの現在高度成長を続けている国々は、これからがんの猖獗《しょうけつ》の本番を迎える筈です。**がんもやはり、社会の歪みであり、社会悪のひとつだった**のです。

ただ、くどいようですが、ここで述べたがんの増減傾向はあくまでも「年齢調整死亡率」の上での話です。つまり全人口における年齢分布の要因を除いて、「がんという病気そのものが増えているか減っているか」を見た訳です。我が国の人口高齢化は世界一ですから、高齢疾患の代表であるがんの実患者数・実死亡数はこれから数十年の間は増加し続けます。図7-4は、がん登録がよく普及している長崎県でのがん患者の年齢分布を10年ごとに比べたものですが、年を追うとともに65歳以上の患者数が激増しているのがよく分かります。ですから我が国では、当分の間がんが総数で死因第1位の座を離れることはないでしょう。

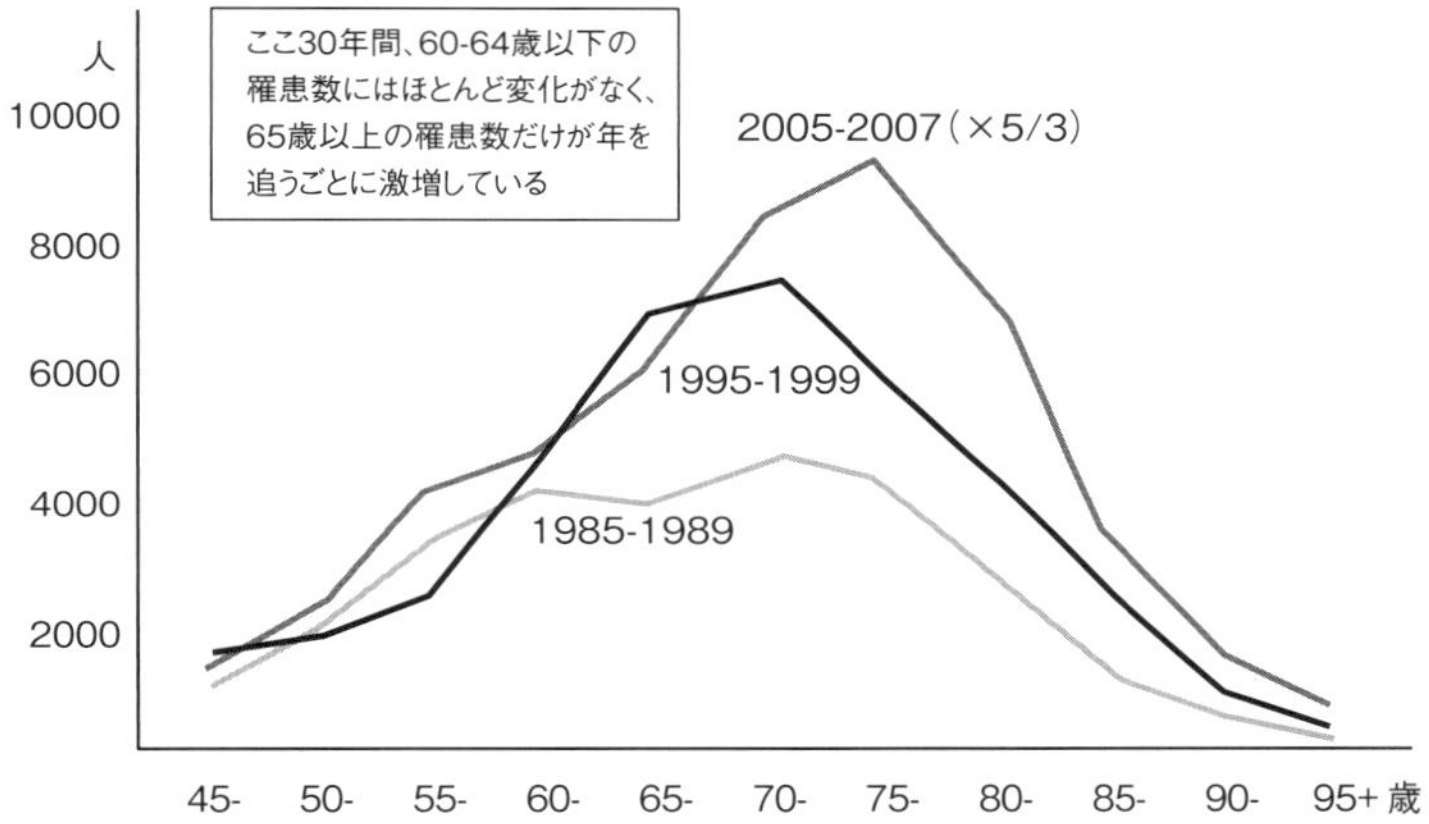

図 7-4　全がん（男女計）の年齢階級別罹患数の推移（早田による長崎県の成績から渡辺作成）

社会変動と病気の消長

こうして社会の変動と病気の消長との関係を見てゆくと、一つの面白い事実に気づきます。それは、ある社会で猖獗を極めた病気に決定的な解決法（予防法でも治療法でもよい）が現れ、**「これでもうこの病気は怖くない」という気運が高まると、病気そのものも消滅してしまう**という現象です。梅毒も天然痘も結核も、そしてエイズも、この法則に従い今では罹患すること自体が極めて稀になってしまいました。「予防法が普及したからだ」と言ってしまえば簡単ですが、それだけでは説明できない次のような事例もあります。

17‐18世紀の欧州で人々から一番恐れられていた病気は何だったと思いますか？ 勿論コレラやペストの蔓延は破滅的でした。しかしそれらの感染症は一旦流行が収まると嘘のように去ってゆきました。実はこの時代、最も深刻だった宿痾《しゅくあ》は何と「**膀胱結石**」だったのです。これは尿中に溶けている物質が膀胱内で析出し、堅い石になってしまう病気で、小さいうちに自然に排出されないとどんどん大きくなってソフトボール大くらいにまで達し、大変な痛みを伴います。結石は致死性の病気ではありませんから、この痛みは死ぬまで何十年も続くのです。膀胱結石患者は我が国では昔からあまり多くなく、現在では大きな病院でも数年に一例くらいしか見られない稀な病気ですが、二、三百年前の欧州では誰でもが罹る一番ありふれた、そして「最も怖い」病気でした。

当時の唯一の膀胱結石の治療法は手術で膀胱を切って石を取り出す「**切石術**」で、その記録は紀元前６００年のインドの医書にまで遡ることができ、これは「世界最古の手術」とされています。手術で膀胱に達するには下腹部から腹腔を経由するルートが最も近いのですが、腹膜で囲まれた腹腔内は常に絶対的な無菌に保たれていますので、汚い手で手術してそこへ黴菌が入ると直ちに急性腹膜炎が起こり、数日後に患者は全員死亡してしまいます。膀胱は腹の中にあるように思えますが、実は腹膜の下の外側、すなわち腹腔外にあり、ここは多少黴菌で汚染されても運が良ければ死なずに済みます。古代の外科医たちは理由は分からないものの経験的にこの事実を知っていたので、膀胱結石を摘出するには必ず股の間の会陰部を切開し、腹腔を通らずに膀胱へ達するルートを用いていました。これが「**会陰部膀胱切石術**」です。外科の歴史は有史時代以前に遡れるほど古いものですが、その対象は主に創傷の手当てや体表の腫れ物の切開などに限られており、当時この会陰部膀胱切石術は極めて例外的な体内臓器に対する手術法でした。

麻酔法も無菌法もない時代です。泣き喚く患者を縛り付けて切開し、出血すれば焼きごてを当てて止血するという手荒い手術でした。その悲惨さは当時の銅版画にいくつも記録されており、その情景を描写した音楽さえあります。術後の死亡率は50%を超えていました。それでも朝夕続く痛みに耐え兼ねた患者たちは、進んで手術を受けたと言います。

麻酔法は米国人のモートン（Morton）により1846年に、無菌法はハンガリー人のゼンメルワイス（Semmelweis）により1860年に、それぞれ開発されました。これを機に体のあらゆる場所にメスを入れることが可能になりますが、同時に膀胱切石術は最も近い下腹部から経腹腔的に到達するルートで施行できるようになり、極めて安全・容易かつ無痛の手術と化しました。もうこの病気は怖くなくなったのです。すると不思議なことに、その後数十年の間に欧州の膀胱結石患者は激減し、別に予防法が判明した訳でもないのに、病気そのものが消失してしまいました。社会構造の変動と病気との不思議な関係を示す、興味深い例です。

がんについても、近々のうちに発がんそのものに介入する（あるいはがんの転移を無効にする）画期的な治療法が突然開発されて、それとともに、がんそのものが人間社会から何となく消えて行ってしまう――この頃そんな夢を、私は時々見ます。

【まとめ】

病気は社会の歪みであり、社会悪のひとつです。歴史を振り返る時、それぞれの時代、それぞれの社会には、それぞれ特徴的な猖獗を極めた病気が見られましたが、それらの病気を解決できる新しい医療技術が完成され、もうそれらの病気を恐れる必要がなくなるのと同時に病気そのものの蔓延が衰退し始め、やがて過去の病気として人類社会から消滅してゆきました。がんは高度成長期の病気であり、20世紀後半の先進国において激増しましたが、今世紀に入って明らかに減少しつつあります。すなわち我が国で今がんが減りつつある原因は、主として安定成長期に入った社会構造の変動に求めることができ、医学からの寄与は実はそれほど多くないのではないかと考えられます。

8

がん予防の方法論

予防がん学について

我が国のがんの現況

これまでずっと「がん検診」を話の筋の中心にして筆を進めてきましたが、実は「がん検診」は広範囲にわたるがんの予防技術の中の一つの手法に過ぎません。この章では、ここまで発展してきた現在のがん予防の方法論全般について、組織的に述べてみたいと思います。

我が国では２０１７年に年間１３４万人が死亡していますが、死因の第1位が悪性新生物すなわちがんで、37万人・28％を占めます。第2位はぐっと下がって心臓疾患が20万人・15％、第3位は脳血管疾患で11万人・８％です。この3大疾患が我が国の予防医学の最も重要な対象です。第4位は老衰（10万人・８％）、第5位は肺炎（10万人・７％）です。肺炎は他疾患が主因で亡くなられた方の最終死因として死亡診断書に記載される場合が多いので、予防の立場からはこの数字を他の死因と同列に論じる訳にはいきません。肺炎にはワクチンが非常に有効なので、高齢者にこれを強く勧奨することにより、予防の目的をかなり達成できます。

因みに第6位は不慮の事故（4万人・３％）、第7位は誤嚥性肺炎（３・5万人・３％）、第

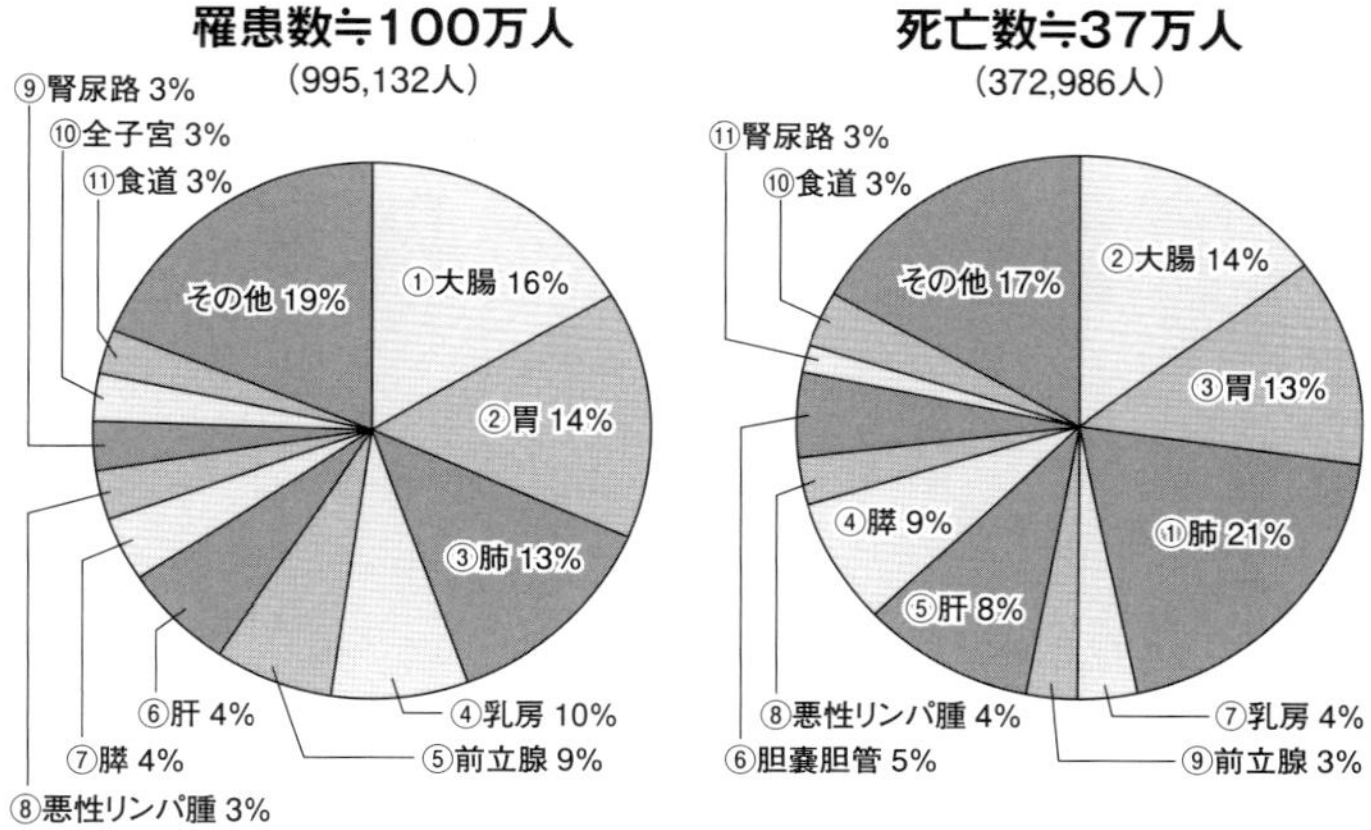

図 8-1　がん全国推計罹患・死亡数の部位別割合（男女計）（「がん登録推進法」による全国がん登録，2016）（国立がん研究センター表示の資料より渡辺作成）

8位は腎不全（2・5万人・2％）、第9位は自殺（2万人・1・5％）です。21世紀に入ってから自殺はずっと年間3万人以上あり、日本は世界有数の自殺大国でしたが、2011年3月の東日本大震災の発生以後理由もなく突然年間1万人近く減少し、順位も落ちました。昔から戦争が起こると自殺者は減少すると言われており、人は大災害のような悲惨な情景を目の当たりにすると自殺願望が失せるのかも知れず、興味深い事実だと思います。

図8－1左は、第5章で述べたように、2013年に成立した「がん登録推進法」に基づいて実施された「全国がん登録」により初めて得られた、2016年のがん全国推計罹患数の部位別割合（男女計）です（2019年1月に発表）。がんの死亡数については既に2017年まで公表されていますが、罹患

の数字と比較するために、図8－1右に示した確定死亡数の部位別割合（男女計）についても、2016年のデータを用いています。

罹患数の第1位は大腸がんです。このところ、昔から我が国では最も多いがんだった胃がんの罹患数の後退は著しく、4年前の2012年には初めて大腸がんが第1位の座を占めましたが、翌2013年には僅差で再び胃がんが逆転しました。そして次の2014年から再逆転が起こった訳です。続いて第3位は肺がんです。ここで注目していただきたいのは、女性だけの乳がんが男女合わせた罹患数で数えても第4位、男性だけの前立腺がんも第5位にあることです。つい10年ほど前まで、これら二つのがんは諸外国に比べ日本では圧倒的に少なかったのは、第1章で詳述しました。

死亡数の第1位は肺がんです。罹患数では第3位でしたが、このがんは他に比べて予後が悪く、罹患すると早期に死亡するので、患者の数に比べて死亡数は多いのです。それに対して乳がん・前立腺がんは予後が良好なので、死亡順位は下位になります。

次に、今我が国で増加しているがんと減少しているがんの動向を調べてみましょう。前章で述べたように、1995年はずっと増加を続けてきた我が国のがんの年齢調整死亡率が、ついに減少に転じた「**1995年の転換点**」の年でした。そこでそれぞれのがんの増減を全体の傾向として知るために、1995年を起点とし、5年ごとの定点観測で**年齢調整死亡率**（1985年の人口構成に換算）の増減を百分率（％）でもって示してみました（図8－2）。

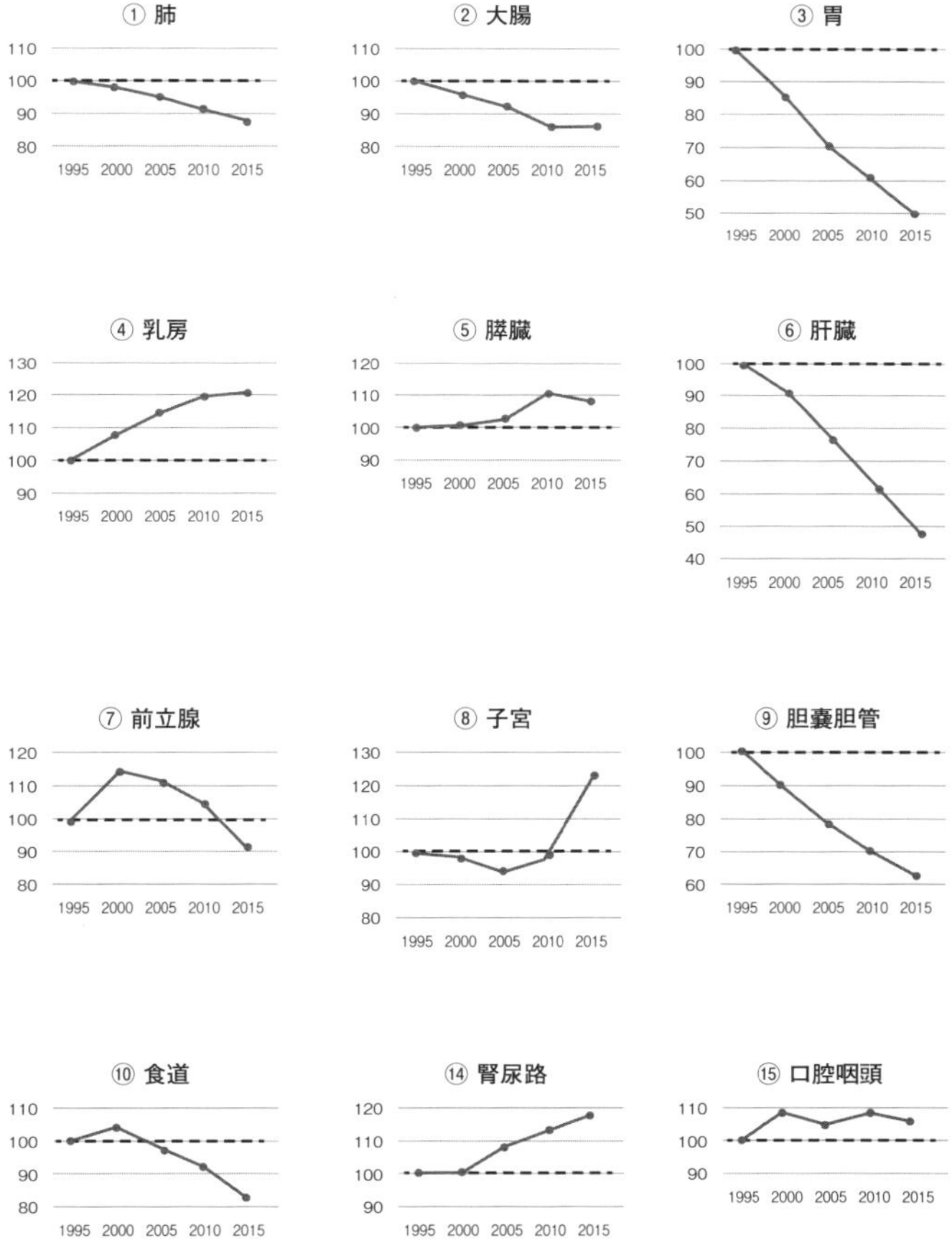

上記の図に含まれない部位:⑪卵巣 ⑫悪性リンパ腫 ⑬白血病
⑯膀胱 ⑰多発性骨髄腫 ⑱脳中枢神経 ⑲皮膚 ⑳甲状腺など

図 8-2　それぞれの部位のがんにおける年齢調整死亡率の年次動向
(1995 年の転換点を起点とする 5 年おきの%推移。囲み数字は 2015 年における死亡順位)(国立がん研究センターがん対策情報センターの資料より渡辺作成)

一見して分かるように、多くのがんは減少しており、特に胃がんと肝がんの減少が目立ちます。これは後述するように、ピロリ菌とウイルス性肝炎の感染者が近年激減している影響です。永らく我が国で最も増加していた前立腺がんも、転換点から5年遅れて2000年からついに減少に転じました。

一方増加しているがんは、乳がんを筆頭に、膵がん・口腔咽頭がん・腎がんです。また子宮がんは戦後一貫して減少を続けてきたのに、2005年以降再び増加し始めました。これは若い女性に性感染症（STD）が蔓延している影響と考えられ、次章で詳述します。

これらの動向を予防の立場から考察すると、減少が顕著ながん群に対しては今後は「撲滅」を指向し、増加が顕著ながん群（殊に乳がん・子宮がん）に対しては一層重点的に介入してゆく必要があると考えられます。なおくどいようですが、ここに示したものは「年齢調整死亡率」（第1章参照）に基づくデータであり、この図で減少しているとみられるがんでも「死亡実数」は増加している場合（特に高齢がん）が多い点に、ご留意ください。

0次予防・1次予防・2次予防

第2–4章の記述で、がんが発がんから生長してゆく過程はご理解いただけたかと思います。がんは長い自然史を有するので、他の病気の予防とは違った時間軸で、その生長過程の節目節目に適切に介入する予防法が求められます。このようながんの予防を研究する学問を、「**予防**

がん学」と言います。故平山雄・初代国立がんセンター疫学部長が命名されました。図8－3に、予防がん学の介入の実態を模式化して示しました。

平山雄：予防ガン学――その新しい展開、メディサイエンス社、東京、1987.

これまで一般にがん予防は1次予防と2次予防に分けられてきました。1次予防とは発がんから発病に至るまでの間に介入する予防法です。以前は発がんの直接の原因が知られていなかったので、**1次予防**という術語は「がんになることを防ぐ」という漠然とした概念で語られることが多く、「緑黄色野菜を食べる」とか、「塩っぱいものを避ける」とか、「運動をする」とか、とかく生活指針的な予防法が中心となっていました。これらはもちろん有効ではあるのですが、「これを実行すればがんにはならない」という決め手には欠ける憾みがありました。

また1次予防の対象をイニシエーション（発がん因子）とプロモーション（促進因子）に分けるという考え方もあります。がんを発生させる因子がイニシエーション、その生長を促す因子がプロモーションという訳ですが、従来これらが意味するところはかなり理念的で具体性に欠け、例えば「塩っぱい」ものはイニシエーションとして作用するのかプロモーションとして作用するのか、判然としませんでした。

ところが今世紀に入って、いくつかのがんで「発がんの原因そのもの」が確定されるようになりました。その一番良い例は、後述する胃がんとピロリ菌との関係です。初めのうちこそピ

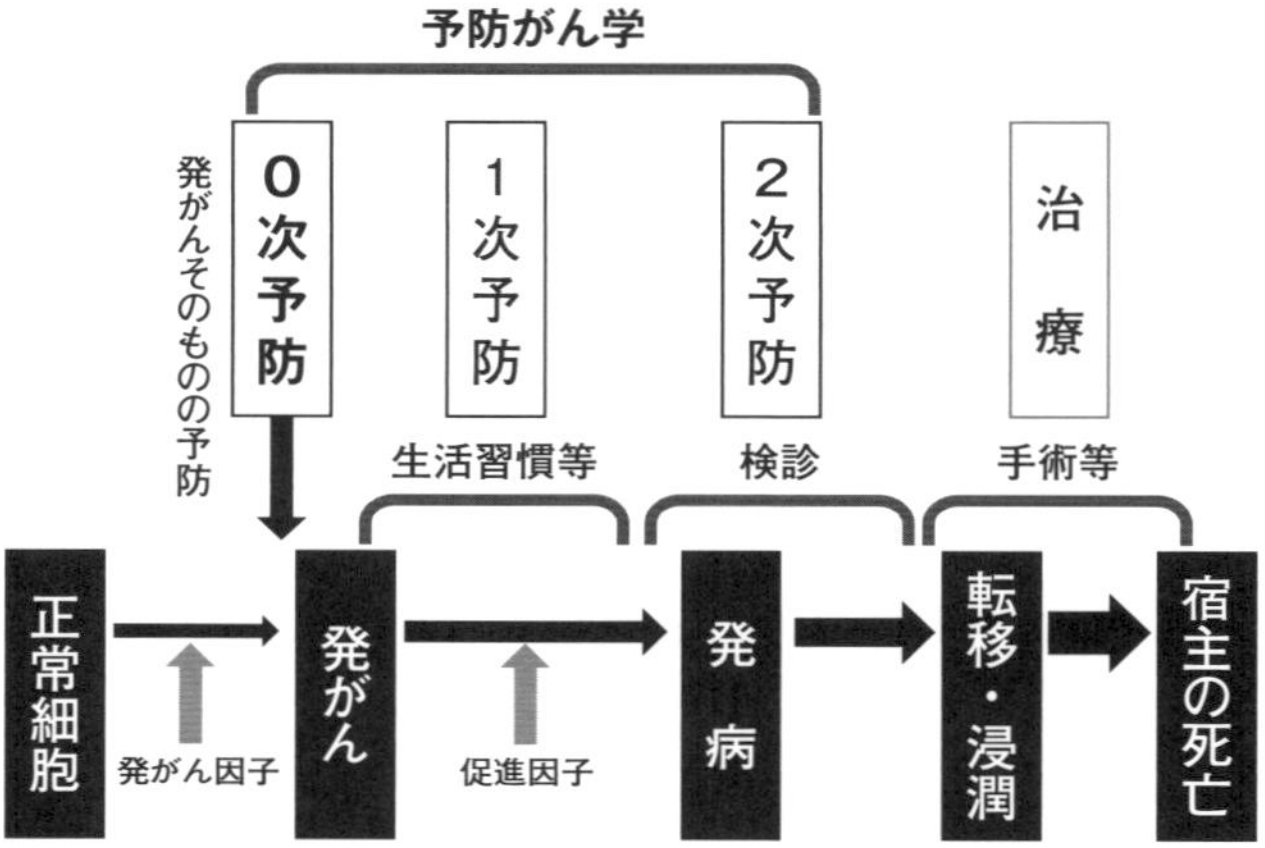

図 8-3　21 世紀におけるがんの予防医学の介入機転（渡辺，2014）

ロリ菌感染に拠らない胃がんも存在するという議論が盛んでしたが、最近のデータの集積によって**「ピロリ菌感染がなければ胃がんは発がんしない」**ことが明らかとなりました。発がんさえなければその後の予防は一切不要なのですから、**「発がんの予防」こそが最高最善のがん予防法**であることは論を俟ちません。

これまでの「1次予防」や「イニシエーション」という言葉の意味は、この「発がんの予防」一点に絞られた概念ではありませんでした。そこで私はこれらに代わるものとして、「1次予防」「2次予防」に先立つ、「発がんの予防」そのものを規定した**「0次予防」**という用語を、ここで新しく提案したいと思います（図8-3）。そしてこの「0次予防」という概念が確立され、それを現実に実行できるようになった時代こそが21世紀なのです。私のような予防がん学に40年以上携わってきた身にとっては、まさに夢のような時代です。したがってこれまでの「1次予防」という言葉は、専ら発がん後から発病に至るまでの時期に生活習慣等を通じて介入する予防法を指すものとして用いるのがよいと思います。この意味での「1次予防」は、確かに有効な予防法ではあるものの、0次予防や2次予防に比べると、直接的な「目に見える」効果という点では劣っていると言わざるを得ません。

2次予防は、がんが生長して発病する段階で、浸潤や転移を起こす前、すなわち「早期がん」の間に介入して、がんを検出し治療してしまい、がん死をもたらす「進行がん」に至らせないための予防法です（図8-3）。ずっと論じてきた「**がん検診**」がこれに相当します。

がん検診は、がんに罹っていない（発病していない）人全員を対象に、無差別に一定の検査法を用いてがんの有無を診断し、進行がんに至る前の早期がんを発見して治療してしまう方法です。したがって、これによりがんが発見された人にとっては大いに価値がありますが、がんがなかった大多数の人にとっては検査の負担がかかっただけで何のメリットもないことになります。ただがんという病気は、一般に症状が現れた時（発病した時）には既に進行がんの時期に入っていることが多く、完治が難しいので、このような非効率的な方法によらなければ早期がんの段階で発見できないのです。

それ故がん検診では、次の2点に特に留意する必要があります。

①なるべく対象となる人の数は減らしながら、なるべく多くのがんを見つける（効率を上げる）ようにします。そこでがんに特にかかりやすい人（これを「**高危険度群**」と言います）を優先して対象に選ぶことになります。高危険度群として最も重要な基準は年齢で、それぞれのがんが最も発生しやすい年齢層に対してだけ、検診が行われます。

②なるべく肉体的にも精神的にも害（これを**侵襲**と言います）を与えず、かつ精度の良い検査法を用いるようにします。検査法の精度は**感度 sensitivity**（がんをがんと判定できる能力＝いかに見落としが少ないか）と**特異度 specificity**（がんでないものをがんでないと判定できる能力＝いかに読み過ぎが少ないか）という2種の因子で示されます（第1章参照）。感度・特異度ともバランスよく良好な検査法が、「精度の良い」検査法です。がん検診が成立するか否かは、検診に向いた良い検査法があるかどうかにかかっていると言っても過言ではありません。

ここで①・②の2点とも、やはり「トレード・オフ」（あちら立てればこちらが立たず）の関係にあることにご注目ください。多数のがん患者を発見しようと思えば受診者の範囲を広げる方が有利ですし、正確に診断しようと思えば侵襲の大きい検査法を用いる方が楽です。しかしそうすると、大多数のがんがない人たちに対してはより過大な無益な負担を強いる結果になります。良いがん検診システムを構築するためには、これらのトレード・オフ関係を子細に検討し、上手に「**見切って**」やることが極めて重要です。

このようにがん検診を主体とした2次予防は、労力の面からも経済効率の面からも、0次予防に比べるとかなり劣っていることは否めません。また既に詳述した「過剰診断」問題が持ち上がり、がん検診は今曲がり角に立っています。ただ0次予防が可能ながんは未だ種類が限られており、それ以外のがんは2次予防に頼らざるを得ないのが現状なのです。

予防がん学で「がんの層別化」が起こっている

「0次予防」という概念が可能になった結果、すべてのがんを次の3層に層別化することができるようになりました。

A. 0次予防が可能ながん
B. 2次予防が可能ながん
C. 未だ予防が不可能ながん

以下、この観点からがんの予防を考えてみましょう（表8-1～3）。

0次予防が可能ながんは、表8-1に示す6部位のがんです。**胃がん**の発がん原因はほぼピロリ菌以外にはありません。**肺がん**はずばり**たばこ**が原因ですが、たばことは無関係なものも少数ではありますが存在します。**肝がん**は**B型肝炎ウイルス（HBV）・C型肝炎ウイルス（HCV）**による肝炎患者から発生するのですが、最近はいわゆる非アルコール性脂肪肝炎（NASHと呼ばれ、肥満に基づく肝障害疾患）からの発がんも少数ながらあるとされています。**子**

囲み数字は2016年における男女を合計した罹患数の多い順に振ってある

2016年における男女を合計した全がん死亡数のうちに占める割合

	発がん原因	
②胃がん	ピロリ菌	13%
③肺がん	たばこ	21%
⑥肝がん	HBV, HCV	8%
⑪食道がん	酒＋たばこ	3%
⑮口腔咽頭がん	HPV＋酒＋たばこ	2%
⑩子宮頸がん ※全子宮の順位	HPV	1%
		計　48%

たばこ・酒・不衛生な性交！

もし0次予防を完璧に実行できれば、**がん死亡の半数近くを救命**できる！

表8-1　0次予防が可能ながん（6部位）— 発がん原因が判明したがん

宮頸がんはパピローマウイルス（HPV）感染症です。**食道がんと口腔咽頭がんは**、疫学的観点からみると**酒とたばこ**を両方やる人が95%以上を占め、どちらもやらない人は罹らないと言ってよいほどです（次章で詳述）。

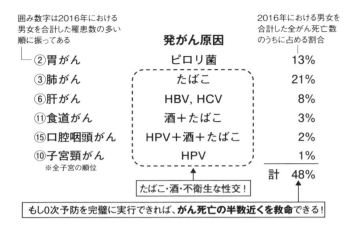

これらの発がんに介入できる、すなわち**0次予防の対象となり得るがんは全体の罹患数の36%**を占めます。また、これら6部位のがんの死亡数は全体の48%です（表8-3）。それ故もし完璧に遂行できたならば、**0次予防は全がん死亡の半数近くを救命できる可能性を秘めている**ことになります。勿論これは紙の上の計算による夢物語に過ぎませんが。

2次予防が我が国で現在実働中なのは、表8-2に示す6部位のがんです。前立腺がん以外の5部位は、いわゆる対策型検診（国家検診）の対象です。前立腺がんは第1章で触

囲み数字は2016年における男女を合計した罹患数の多い順に振ってある

2016年における男女を合計した全がん罹患数のうちに占める割合

	検診方法	
①大腸がん	便潜血	16%
②胃がん	ピロリ菌／内視鏡／X線透視	14%
③肺がん	ヘリカルCT／X線単純撮影	13%
④乳がん	マンモグラフィー／超音波	10%
⑤前立腺がん	PSA	9%
⑩子宮頸がん ※全子宮の順位	HPV検査／擦過細胞診	1%
		計 62%

仮に 2016年のがん罹患数＝ 100万人を がん罹患の実数 と見做すと、
がん検診施行可能数＝100万人×**62%**＝約62万人

表 8-2　我が国で２次予防（がん検診）が実働中のがん（6 部位）

れたように、紆余曲折の末、結局厚生労働省が指定する対策型検診には入れてもらえませんでしたが、微量な血液を採ればよいＰＳＡ検査で済むため、実際上すでに全国で非常に広く施行されていますので、検診が実働中のがんの範疇に入れさせていただきました。これらのうち胃がん・肺がん・子宮頸がんの3者は0次予防も可能なので表8-1と重複しています。

この6部位のがんの罹患数は総罹患数の62％です（表8-3）。そのほかに肝・腎・膀胱の3部位のがんは超音波により技術的には検診が可能ですので、これらを含めると、現在すべてのがんの71％は2次予防で対処できる状況です。

しかし、まったく予防が不可能な、つまり予防法が分かっていないがんが結構あります。

現状で予防方法があるがん（2016年）

	罹患数	死亡数
・0次予防（発がんの予防）	36%	48%
・2次予防（がん検診）（重複を含む）	62%	56%
計（重複を除く）	71%	69%

現状で予防方法がないがん（2016年）

	罹患数	死亡数
・問題がん（膵・胆嚢胆管がん・悪性リンパ腫）	10%	18%
・稀少がん（白血病・卵巣がんなど）	14%	12%
計	25%	30%

表 8-3　予防方法があるがんとないがん

膵がん・悪性リンパ腫・胆嚢胆管がんの3部位のがんは特に予後が悪く、発がんの原因は不明で、早期発見のめども全くついていないので、私は**問題がん**と呼んでいますが、これが総計で10％です。現代の予防がん学の前に立ちはだかった最後の難関です（表8－3）。

また**稀少がん**（罹患数が全がんの2％以下）である皮膚がん・甲状腺がん・白血病・卵巣がん・多発性骨髄腫・喉頭がん・脳腫瘍などが14％あり、これらの予防も手つかずです（表8－3）。

以上、がんの罹患数の上からざっとまとめてみますと、**0次予防可能がんが4割**、**2次予防可能がんが3割強**（0次予防と重複している部位を除く）、**問題がんが1割**で、**残りの1割強が稀少がん**ということになります。すなわち現在の予防がん学において**技術的に**

予防が可能ながんは全がん罹患数の約7割であると考えられます。

がん検診の受診率をどうやって向上させるか

各々の検診が対象とする性・年齢層の全人口のうち、何%の人が検診を受けたかを示す数字が受診率です。がん検診の受診率では、欧米と我が国の間に大きな差があります。前立腺がんスクリーニングのためのPSAを例に挙げますと、米国の受診率は80%前後と推定されますが、我が国では10%前後に留まっています。

かつて日本対がん協会の垣添忠生会長は、この受診率が低い原因は日本人の思想や行動の最も深層にある基本的な原理に根ざしているのではないかと述べましたが、私はその原理こそが西欧の個人主義に対する日本人の集団主義であろうと考えています。

日本人が生活のすべてにおいて周囲に気を配り、他人に気を使い、自分より集団の決断を優先させる傾向を有していることは明らかで、日本人の「集団主義」として国際的にもよく知られた事実です。集団主義がいつどこで発祥したのかはよく分かりませんが、どうやらこれは日本の中だけで起こった、世界的に見ても非常に特殊な文化らしいのです。戦後のいわゆる「進歩的文化人」たちによって、集団主義に陥った日本人は「個の独立」がなっていない劣等民族だと永い間蔑まれてきましたが、私は逆に集団主義があったからこそ、日本は有色人種の中で例外的に欧米列強の植民地化を免れ（実はタイとネパールの2国も独立を貫きました）、今日の隆盛を築きあげることができたのだと信じています。

渡辺 泱：個人主義と集団主義——日本の精神構造の根底にあるもの——。日本がん検診・診断学会誌 2011, 18: 340-53.

ただ集団主義的な生活態度は、勿論多くの欠点を有しています。その一つが自分の健康も他人任せにしてしまう傾向があることです。日本人が検診を受診しない一番の原因は、日本人には基本的に、はっきりと口に出しては言いませんが、病気になっても**「誰かが何とかしてくれるだろう」**という気持ちがあるためです。病気に対する切実感がないのです。個人主義の国で病気になったら、頼れる者は自分しかありません。だからどんなことでも病気を避ける方法があるならば、自分の意志で進んでそれを実行する訳です。しかし集団主義の我が国では、少なくともこれまでは、病気になっても、親か、夫か、妻か、子か、誰かが本当に「何とかしてくれて」いたのです。最近の世相はそうではなくなりましたが、この心情は一朝一夕では解消されません。

日本人の「誰かが何とか」傾向を示す、面白いデータがあります。内田らによると、日米の患者で、糖尿病の食事療法をどうすれば能率的に実行できるかを心理学的に調べたところ、日本人には情緒的サポート（栄養士が患者を情緒的に支援する）が有効なのに、アメリカ人には情緒的サポートは無意味で、自己効力感（その療法によって自分がよくなってきたと感じる）だけが有意に有効だったそうです。

池田香織、藤本新平、内田由紀子ほか：日本人における相互協調性と情緒的サポートが糖尿病療養アウトカムに与える影響。第54回日本糖尿病学会年次学術集会一般演題、2011.5.19-21，札幌市．

我が国のがん検診は歴史的に主として東北大学・日本大学などの大学主導で始められ、その後全国各地に官民それぞれの検診機関が設置されて、住民はそこへ行くか、あるいは機関が現場に検診車などを派遣して行う、いわゆる**集団検診**の形をとってきました。また企業等が雇用者の労働衛生管理を行う一環としての**職場検診**も広く施行されました。ですから一般国民にとっては、その気になりさえすればいつでもがん検診を受けられる環境が整えられてきたのです。しかも受診を勧める大宣伝が日常広くなされています。

これに対し諸外国の検診態勢はいわゆる「**人間ドック**」型が主流です。検診を受けたい人は自分でお金を払って専門の検診施設に行かねばなりません。日本ほど賑やかな宣伝も目にしません。それでも前記のような高い受診率が挙がっているのです。何という相違でしょうか。だから「誰かが何とか」主義の我が国には、一種の発想転換が必要です。

その一つの示唆はお隣りの韓国にあります。韓国では1999年に胃・乳腺・子宮・肝・大腸がんに対する国家的な検診プログラムが開始されました。日本では一般の診療施設で健康保険を使って検診を行うのは禁じられています（保険は病気になった人にしか使えない）が、韓国ではそれが許されたのです。予防がん学の立場から見れば大変羨ましい制度ですが、その結果国民全体のがん検診受診率は60－70％に達しました。我が国の受診率の30％前後という成績に比べ信じられないほど高い数字です。ただしその結果、甲状腺がんの過剰診断が大問題になった顚末については、第5章で触れました。

このような「**外来医総検診医化**」制度を我が国でも取り上げられないでしょうか。すなわち法改正を行って健康保険の縛りを少し緩和し、風邪を引いて来た患者も腹をこわして来た患者も、対象年齢に該当するなら、保険の給付内で一般外来において無差別にがん検診を行えばいいのです。風邪でも腹こわしでも、外来を訪れればどうせ検血や検尿をやられるのですから、それらの検体の一部でがん検診をやってしまうのです。健康保険が完備しているお蔭で、日本人が病気になった時の一般診療施設への受診率は世界最高です。健康保険の赤字が大問題になっているため、我が国では保険の拡大適用が厳しく禁じられていますが、10－20％しかお客さんが来てくれない専門検診施設の拡充はもう止めて、その予算をこちらへ回す方が大局的にはずっと得策のように思われます。

渡辺 決：がんの予防医学の近未来を考える。日本がん検診・診断学会誌 2012, 20: 118-34.

この外来医総検診医化を既に実行している例をお示しします。石川欽司近畿大学名誉教授（循環器内科）は、２００６年から２０１０年までの間に自身の一般外来で対象年齢に当たる男性患者さんに対して無差別にＰＳＡ測定を行ってきました。その結果３８０例中38例（10％）がＰＳＡ陽性で、うち13例（全体の３・４％）が前立腺がんでした。通常の検診施設における前立腺がん発見率は1・5％前後ですから、それに比べてかなり高い数字だと思います。

石川欽司：内科外来患者のＰＳＡルーチン検査は前立腺がん発見に有益か。日本がん検診・診断学会誌：2013, 21: 38.

0次予防を大胆に取り入れ、2次予防のやり方を考え直す（過剰診断対策も含めて）こと。この2点がこれからの我が国の予防がん学に求められる最も重要な課題でありましょう。

[まとめ]

がん予防は0次予防（発がんの予防）・1次予防（がん進展の抑制）・2次予防（がん検診）の3者から成ります。0次予防が可能になったことが21世紀の予防がん学の最大の進歩ですが、その対象となるがんは限られています。それを補うのが2次予防ですが、未だ全罹患数の2割強のがん（膵臓がん・悪性リンパ腫・胆嚢胆管がんが計1割＋稀少がんが1割強）に対してはいずれも応用できず、今のところ予防手段がありません。我が国のがん検診における問題点はその受診率の低さで、これを改善するためには制度の上での発想の転換が求められます。

9

それぞれのがんの予防がん学

がんごとに予防法は異なる

第8章で述べた分類に基づき、これからそれぞれのがんの予防法を、0次予防と2次予防とに分けて、2016年における男女を合計した罹患数の多い順に述べることにいたします。がんごとに、0次予防・1次予防・2次予防の組み合わせと重点を置くべき要因は異なります。また本書の目的上、治療については予防と関係あるものについてしか触れていません。

A．0次予防が可能ながん

0次予防が可能ながん、すなわち現段階で発がんの原因が特定されており、その原因に対して技術的に予防的介入が可能ながんは、胃がん・肺がん・肝がん・子宮頸がん・食道がん・口腔咽頭がんの6種類です。全がん罹患数の36％を占めます。

【胃がん】

胃がんは永く保ってきた罹患数第1位の座を遂に2012年以後には大腸がんに譲りました。ただし2013年には、僅差ながらまた首位に返り咲いています。やはり第1位だった死亡数はかなり以前から肺がんに追い越されました。現在最も減少が著しいがんのひとつです（図1-7、図8-2）。

胃がんの発がん原因は、**ヘリコバクター・ピロリ菌感染単独**であることがほぼ確定し、**0次予防**が可能になりました。1982年にピロリ菌を発見し、胃がんとの関係を明らかにしたウオーレン（Warren）とマーシャル（Marshall）（オーストラリア）は、2005年度ノーベル賞を授与されました。実はこの仕事こそ、胃がん王国だった日本の研究者が成し遂げるべきだったと、私は嘆かざるを得ません。友人の病理学者に聞くと、昔から胃がんの組織標本には正体不明の細菌がよく観察されていたとのことです。ところが古典病理学の疾患分類法では、感染症と腫瘍とは基本的に異なる分類基準に属するとされていたため、まさか細菌ががんの原因になるなどとは夢にも考えなかったそうです。

それはともかく、2011年に出た我が国の論文によると、ピロリ菌が陰性だった胃がんは0・7%に過ぎませんでした。0・7%というと予防医学的にはほとんど0と考えることができます。ですからピロリ菌に感染していない人は胃がんになれないのです。それ故、胃がんの予防は誰が考えても0次予防、すなわちピロリ菌感染の有無を調べて、陽性者は除菌してしまうのが一番なのに、厚労省はまだ間接レントゲン透視による検診（2次予防）を勧めており、やっと2013年から除菌の保険適用だけを認めた状況です。

Matsuo T, Ito M, Takata S et al: Low prevalence of Helicobacter pylori-negative gastric cancer among Japanese. Helicobacter 2011, 16: 415-9.

胃がんの自然史は20－30年と推定されますから、除菌した段階で既にラテントがんが存在していたなら、除菌後5－10年を過ぎても発病する可能性はあります。しかしその期間を過ぎて発病しなければ、ラテントがんはなかった訳ですからもう心配はありません。ですから**ピロリ菌が元々陰性の人や除菌後5－10年を経過して発病しなかった人**は胃がんにかかる筈がなく、**以後は検診を受ける必要はない**のです。

今や国民全員が私費でもよいからピロリ菌検査を受け、陽性者は即除菌すべき時期です。北海道大学の浅香正博名誉教授によると、現在、胃がんの治療費には年間3000億円かかっているが、4000億円かければ陽性者を全員除菌できるそうです。すると治療費がどんどん減少するので2年間で元がとれ、20年で我が国から胃がんはなくなるとのことです。国家の胃がん対策を、一刻も早く2次予防から0次予防主体へと転換する政治決断が望まれます。

浅香正博：わが国からの胃癌撲滅を目指して。日消誌 2010, 17: 181-90.

私たちがピロリ菌にいつどうやって感染するかは、まだよく分かっていません。井戸水が原因だとする説もありますが、確証はありません。ただ感染は幼児期までに起こり、その後の成人期における2次感染はないということは明らかです。ですからピロリ菌に感染していても一度除菌すればもう再感染する恐れはない訳です。

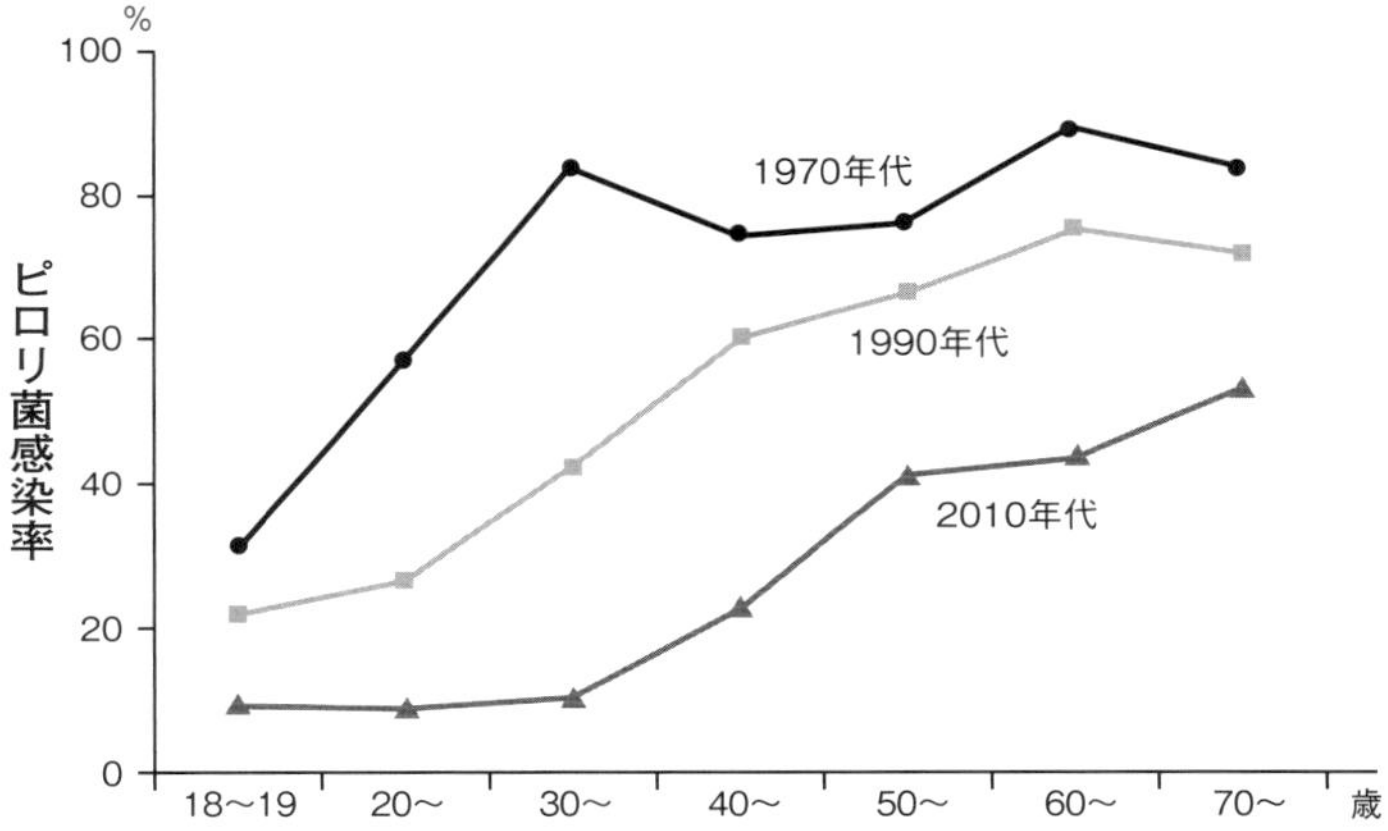

図 9-1　全国の世代別ピロリ菌感染率（Kamada らの資料を渡辺改変，2015）

かつて我が国では、成人（ことに男性）の大多数がピロリ菌に感染しており、これが胃がんの罹患率が世界有数と言えるほど高かった原因だったのです。しかし最近はどんどん感染率が減少しており、ことに若い世代ほど感染者が少なくなっています（図9－1）。現在の6－11歳の児童の感染率は2・4％に過ぎません。多分我が国の社会全体の衛生状態が良くなり、ことに上水道設備が完備されたために、乳幼児期の感染が減少したのでしょう。それとともに胃がんの罹患・死亡は激減しており、将来国家レベルの除菌対策が本格化すれば、数十年後の胃がんの撲滅も夢ではないと思います。

Okuda M et al: Low prevalence and incidence of Helicobacter pylori infection in children. Helicobacter 2015, 20: 133-8.

ただ、我が国にはまだかなりの数のピロリ菌感染者が現存しているので、これらの人達を対象とした2次予防も当分の間は継続しなければなりません。

2次予防の主体はお馴染みのバリウム（金属の一種なので放射線を通さず胃の内腔の影絵が得られる）を飲んで胃の**X線透視**を行う「胃がん検診」です。この検診システムは胃がんが特に多かった我が国で独自に発達し、１９５０年代初頭から、東北大学・日本大学などいくつかの施設を中心に実用化され、１９６６年からは当時の厚生省の財政的補助が開始されて国家的な施策となりました。特に専用のX線装置を搭載した集団検診車が各地に配備され、全国津々浦々にまで検診の網を広げていたことは、よくご記憶のことでしょう。多分中高年の日本人で一度もバリウムを飲んだことのない人は、ほとんどいないのではないでしょうか。

ただこの検診方法の致命的な欠陥は、言うまでもなく被験者に無差別にかなりの時間をかけて放射線（X線）を浴びせることです。最近の機器の照射量は以前に比べてはるかに少なくなってはいますが、それでも曝射を受けることには違いありません。福島の原発事故後の僅かな残留放射能にあれほど怯える人たちが、胃がん検診には何の苦情も差し挟まないのは、とても不思議に思えます。また診断の正確性もそれほど高いものではなく、厚労省はまだ国策として推奨しているものの、時代遅れのやり方であるという誇りは免れません。

胃の**内視鏡**は日本で独自に発達した技術です。何しろ直接胃の内面を目で見る訳ですから、診断の正確性はX線透視よりはるかに上ですし、患部の組織検査や、場合によっては患部の切除も可能です。ただかなりの苦痛を伴い、時間や手間も経費もかかるので、一般人を対象に広く施行する検診のための検査法としては不適切であり、従来はX線透視でがんを疑われた人の精密検査として用いられてきました。

しかし最近では、ピロリ菌陽性者で症状がある人に対してかなり「検診的」に内視鏡が使われる機会が増えてきています。日本胃がん予知・診断・治療研究機構理事長の三木一正東邦大学名誉教授は、ピロリ菌陽性者を対象に、「ペプシノーゲン」という胃から分泌される消化酵素の前駆体の血中濃度を測定して胃がん罹患のリスクを判定し、リスクの高い人には直接内視鏡を施行する「胃がんリスク検診（ABC検診）」を推奨しており、採用する施設も徐々に増えているようです。0次予防が完遂されるまでのひとつの過渡的手段として有用でしょう。

日本胃がん予知・診断・治療研究機構編：胃がんリスク検診（ABC検診）マニュアル、南山堂、東京、2014.

しかしここまでピロリ菌と胃がんの関係が明確になった以上、なぜ行政はピロリ菌未感染者に対して「**もう一切の胃がん検診は不要です**」とはっきり宣言できないのでしょうか。また除菌によってピロリ菌が陰性化した人に対しても、なぜ未練がましくいつまでも検診の受診を勧めるのでしょうか。がんの自然史の章を読んでいただけば分かるように、除菌をした時点でまだ肉眼的には発見できないラテントがんを胃に保有している人はかなりいる筈であり、このラテントがんが5－10年後に臨床がんにまで生長する可能性は確かにあるので、この期間の検診は必要でしょう。しかしこの期間を過ぎたら（実際上は除菌後5年程度を過ぎたら）、もう検診は要らないと明確に指導すべきです。もちろん稀に除菌後数十年経ってから臨床的な胃がんを発症する人も皆無ではないでしょうが、そのようなごく稀な例にこだわって絶対多数のリスクのない人たちに無用の検診を強いるのは、予防医学の本筋を外れた行為だと思います。

胃がんの**1次予防法**（生活習慣等を通じて介入する予防法）としては、たばこ・塩・米食などが危険を高める因子として以前から指摘されてきましたが、０次予防法が確立された現在ではあまり注目されなくなりました。

【肺がん】

肺がんは罹患数は第3位ながら死亡数は第1位（図８‐１）を占める、極めて重要ながんです。したがって部位別の罹患／死亡比（表５‐２）も低い予後の悪いがんですが、年齢調整死亡率は着実に減少しています（図８‐２）。

肺がんの発がん原因は、多くの疫学調査の結果から、少数の例外を除いてたばこ**単独**であることがほぼ確定しています。したがって最も重要な**0次予防**法は**禁煙**です。日本でも喫煙者は減少しつつあります。２０１０年に施行されたたばこ税の増税は非常に有効で、２０１３年における我が国の喫煙率は一気に低下して男32・2％、女10・5％となり、その後２０１７年には男29・4％、女7・2％と、それぞれ30％・10％の大台を割りました。近年は多くの公共機関や新幹線を初めとする交通機関などでも禁煙が普通になり、禁煙に関する社会状況はかなり整ってきました。ただし2017年度に厚労省が計画した一層の規制強化のための政令は、国会の反対で一度廃案にされ、その後の改正案は相当骨抜きにされそうです。

ここで肺がんとたばこの関係を最初につきとめた「**疫学調査**」について、簡単に説明しておきましょう。疫学（epidemiology）とは、病気の分布を調べることによって病気の原因を解明する学問です。古くは1854年にロンドンでコレラが大流行した際、患者の発生場所を地図の上にプロットしたところ、ある井戸を起点に流行が始まったことが分かり、そこからコレラが水の媒介によって伝染するのを明らかにしたジョン・スノウ（John Snow）の研究が有名です。このように初期の疫学は流行病の研究が主な目的だったのですが、がんが隆盛を極める時代になるとがんも一種の流行病であると捉え、がんの原因究明の目的にも疫学的な手法が広く用いられるようになりました。

がんの疫学調査には主として二つの研究方法があります。その一つは**症例・対照研究**（case-control study）で、がん患者と正常者に対して質問や検査を行い、両者の間でどこが異なるかを調べます。その結果、がん患者に特異的だった資質を**リスク要因**（risk factor）と呼び、この資質を有するグループを**高危険度群**（high risk group）と称します。この場合1人のがん患者と1人の正常者を比べても、その差ががんによるものか単なる個人差なのか判然としませんから、個人差を消去するためにはできるだけ多くの人について調べる必要があります。ただしこの研究方法では、統計的に個人差消去のために必要とされる数の対象者さえ集まれば一気に調査が進みますので、研究期間が短くて済む特長があります。肺がんの場合、誰がどこの国で調べた疫学調査でも一様に、リスク要因はたばこ、高危険度群は喫煙者という結果が出ています。

もう一つの研究方法は**コホート研究（cohort study）**と呼ばれるもので、コホートとは軍隊の進軍を意味します。まず多数の正常者を登録した上で全員に対して質問や検査をしておき、その後何十年という長期間に亘って登録者を観察し、その中からがん患者が発生するのを待って、がんになった人とならなかった人の間でどこが異なるのかを調べる方法です。大変な時間と労力が要りますが、この方が個人差消去のためにはずっと有利であり、正確な結果が得られるのは直感的にお分かりでしょう。第1章で触れた前立腺がん検診の死亡減少効果を知るための大規模症例—対照研究（RCT）は、多数の対象者を人工的に正確に二分して、一方に検診を行い他方は検診せずに長期間に亘り結果を比較したのですから、いわば症例・対照研究とコホート研究の抱き合わせと考えることができます。

そこでもう沢山だと言われるかも知れませんが、**たばこと肺がんの関係**に関する古典的な疫学調査を示しておきましょう。図9‐2は、故平山雄・初代国立がんセンター（当時）疫学部長が、たった1枚の往復はがきによる質問票のデータを基に、その後数十年に亘って回答者のがん罹患を調査して得たコホート研究の貴重な成績です。男女とも、たばこを吸えば吸うほど肺がんによる死亡が増え、1日50本以上吸う男性の死亡率は、吸わない人のおよそ15倍に達す

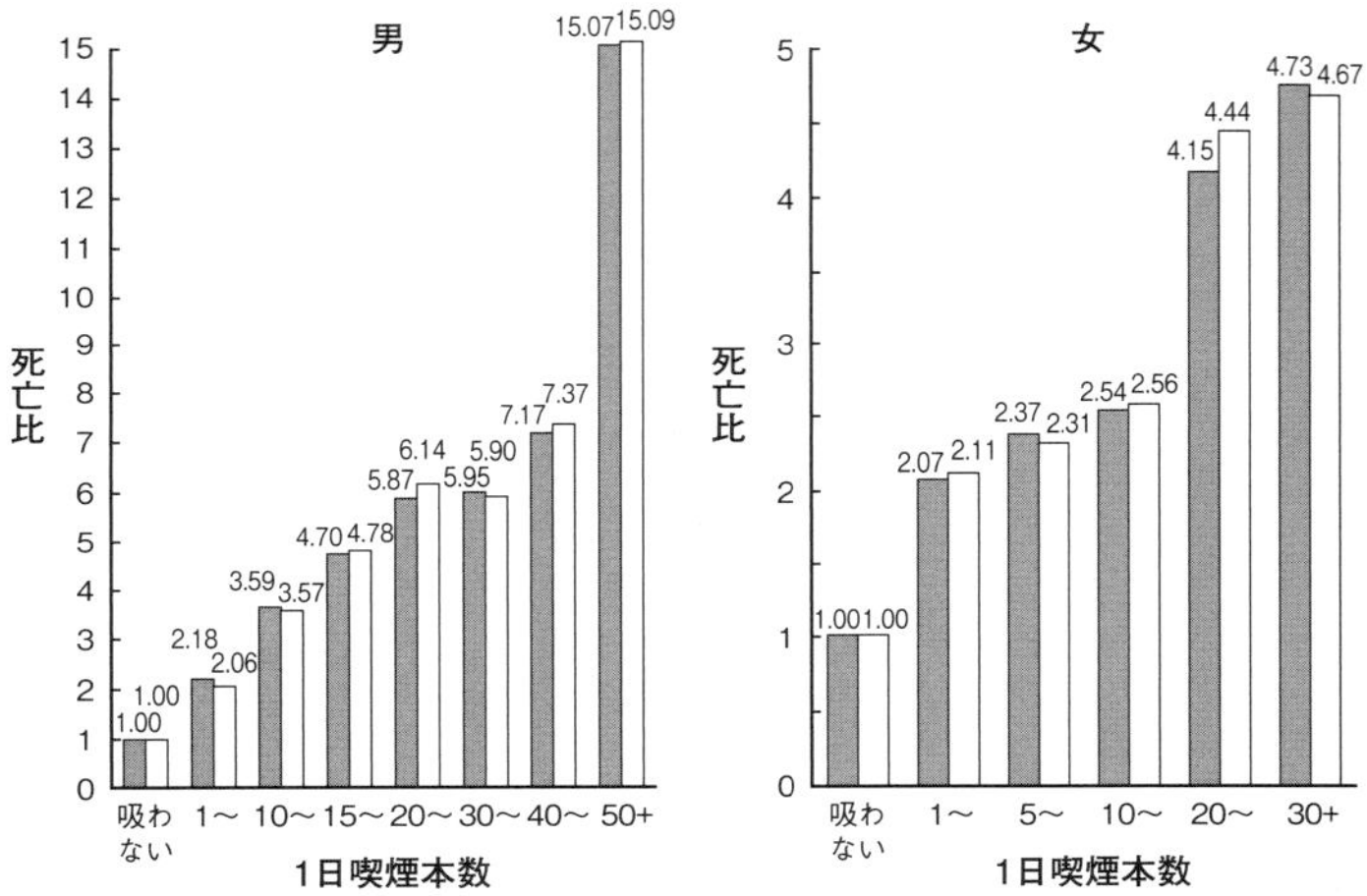

図 9-2　非喫煙者に対する喫煙者の本数別肺がん死亡率の比
（平山によるコホート調査，1966-1982）

ることが示されています。

これも言い古されたことですが、喫煙は周囲にいるたばこを吸わない人にも害悪を及ぼします（**間接喫煙**）。図9‐3はいくつかの国における喫煙者である夫の喫煙量と非喫煙者である妻の肺がん発生リスクとの関係を見たものですが、間接喫煙であっても2‐3倍以上の肺がん罹患の危険度があることが明らかです。

私自身は若い頃ヘビースモーカーでしたが、35歳の時に肺がんとたばこの関係を明らかにした最初の論文が英国から発表され、それを契機に禁煙しました。私は「たばこを止めよう」と決意しただけで、実行するのにそれほど苦労した記憶はありませんが、世の中にはどうしても禁煙できない人も多いようです。後述するように、たばこは肺

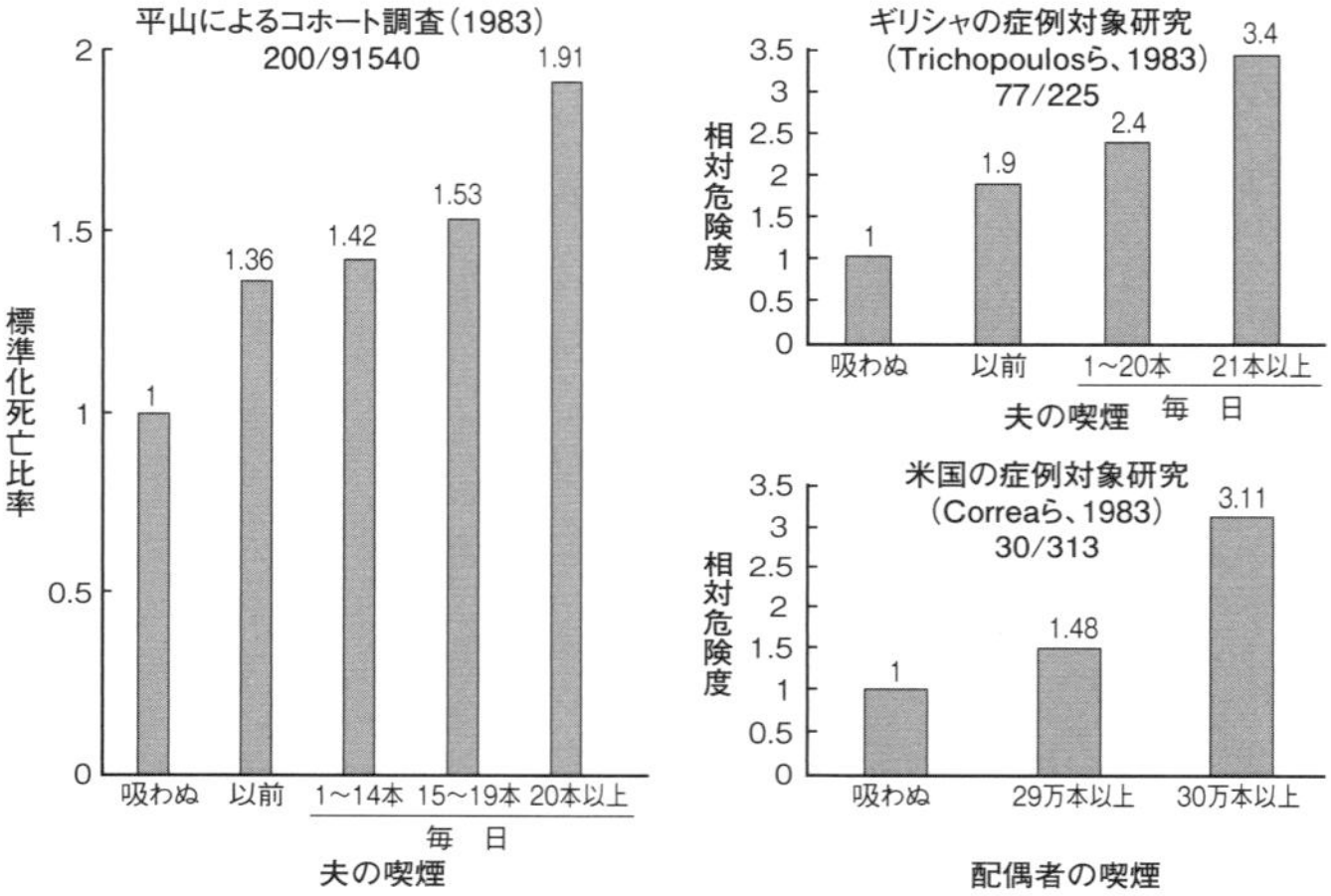

図 9-3　夫の喫煙量と非喫煙の妻の肺がん発生リスク

がんだけでなく、他の多くのがんでも最も重要な危険因子です。ここで予防がん学が禁煙を目的に行う介入方法の例を挙げておきましょう。

①**個人の介入**：最も重要な喫煙者自身の自覚と節制に期待するものです。

②**社会からの介入**：一般社会における流行や批判を禁煙に向ける方法です。私がたばこを始めたきっかけは、当時一番の娯楽だった映画の中で俳優がとても格好良くたばこを吸うのを真似したかったからでした。この頃の映画やTVドラマではたばこを吸うのは悪役だけになりました。この点日本の政治家やプロ・スポーツ選手（特にゴルフ）の中には、まだTVカメラの前で平気

でたばこをくゆらす人がいるのにはびっくりします。とにかく「喫煙は格好悪い」という機運を流行として定着させる必要があります。

③**倫理からの介入**：道徳・宗教に基づく介入で、最も強い規制効果があります。実際世界の中では、特にイスラム教を国教とする国々を中心に、堅く喫煙を禁じている国家が多数存在します。

④**行政からの介入**：自由主義国家では法律による禁止は難しいので、日本政府も実施したように、たばこの税金を高くする手段が一般的です。ただし我が国のたばこの値段はまだ1箱500円前後ですが、先進諸国では1000円が常識となっています。

⑤**家庭・職場からの介入**：喫煙者の家族に対する愛情や職場における責任に訴えるやり方で、実際上非常に効果的です。

米国では、たばこと肺がんの関係が知られ、巻きたばこの消費量が激減してからちょうど20年経って、肺がんの死亡も激減しました（図9－4）。これも肺がんの自然史を示す一つのエビデンスで、このデータから、肺がんの発がんから死亡に至るまでの自然史は全体で20年か、もう少し短いだろうと想像できます。同時に肺がんの原因がほとんどたばこであることも了解できます。それ故肺がん予防の重点対策は、当然社会全体の断煙による0次予防におくべきなのですが、現実問題としてそれが容易ではない以上、新たに発生してくるがんに対処するため、

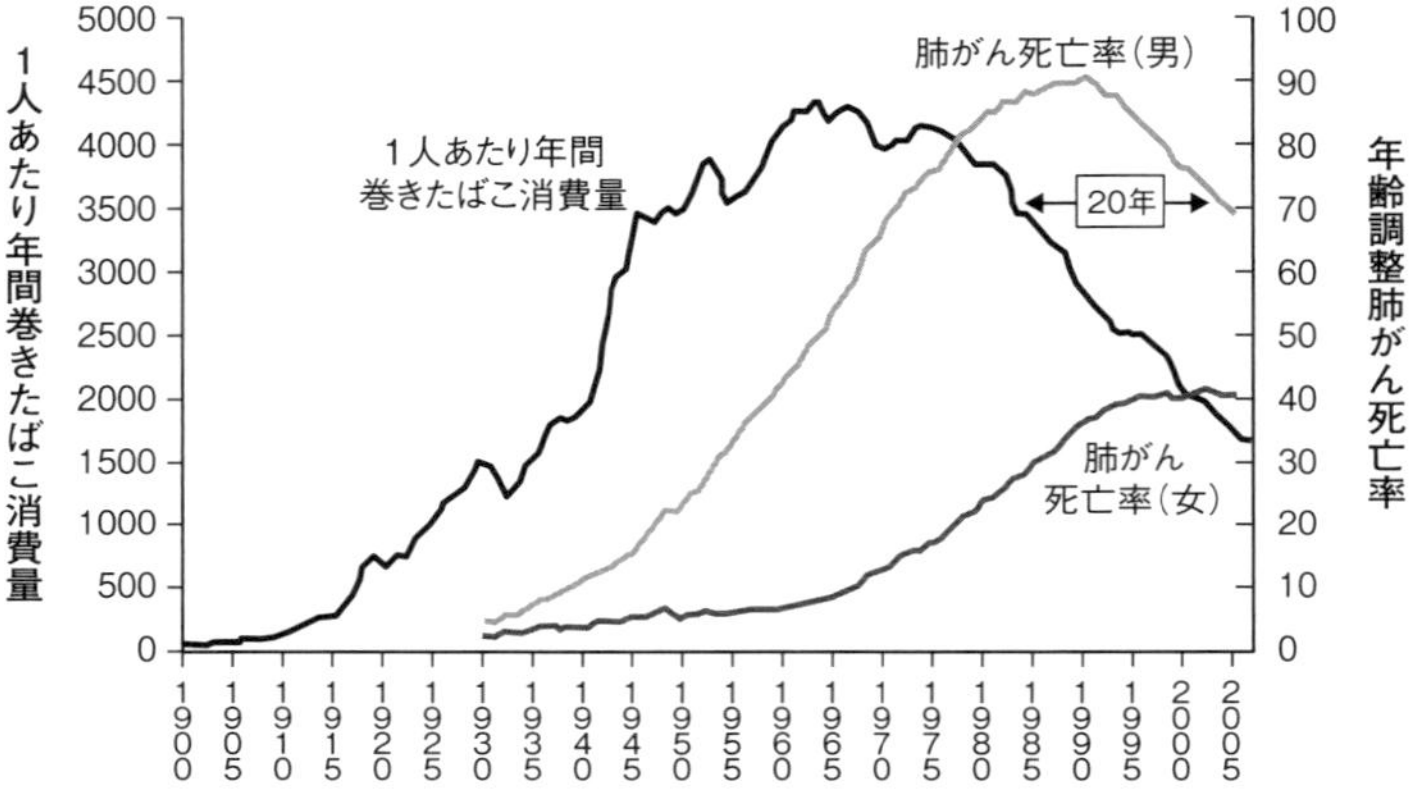

図9-4　米国のたばこ消費と肺がん死亡率（1900-2005）
（米国国立健康統計センターの資料より渡辺改変）

当分の間2次予防にも力を入れなければなりません。

現在、国の政策として施行されている**2次予防**は、肺の「**X線単純撮影**」による「肺がん検診」です。肺部全体を1枚のレントゲン写真に撮影するもので、痛くも痒くもありませんが、当然放射線被曝（最近の機器の照射量は減ってはいるものの）は起こります。しかも図5‐3に示した例からも分かるように、単純撮影は多くの場合直径1㎝前後の小さいがんの検出には無力です。CTは費用や労力、それに放射線量が多い関係で、一般の検診には向いていません。

第5章で述べたように、肺がん検診の分野では、ここ数年の間に、**末梢小腺がん**が過剰診断との関連で大きな問題になっています。このがんはたばこに関連する予後の悪い小細胞がんとは異なる範疇に属し、非喫煙者と女性に多く、生長が遅いので予後も良好です。画像の上では悪性の小細胞がんと区別できないので、現状での対策は定期的にＣＴで経過を観察し、大きくなってきたら手術をする**意図的監視**しかありません。

電撃がんに近い経過を示す小細胞がんの患者は、その99％近くが喫煙者です。このがんは煙と直接接する肺門部（肺の入り口）に発生しやすいことも、たばことの関係をよく示しています。ところがフィルター付きたばこの普及で、最近では肺門部より奥の気管支末梢部のがんが増えているそうです。ですからたばこを全部やめれば小細胞がんは劇的に減少し、肺がん全体の予後も大きく改善される筈です。

【肝がん】

肝がんも永らく我が国の代表的な高罹患率のがんでしたが、このところ毎年罹患・死亡とも順位を下げています。

肝がんは**B型・C型肝炎ウイルスの感染**によって生じた肝炎の、急性肝炎→慢性肝炎→肝硬変→肝がんと進行した終末段階の状態であることが確定し、従来から広く信じられてきたアルコールの影響はほぼ否定されました。**肝炎に罹らなかった人は肝がんにはなりません。**またＡ型・Ｅ型肝炎は一過性の流行病なので、肝がんとは関係ありません。ですからＢ型・Ｃ型肝炎の予防が、即このがんの**０次予防**となります。

よく知られている事実ですが、我が国に肝炎が特に多かった原因は、学童を対象とした予防注射に際して経費節減の目的で同じ注射針で何人にも回し打ちしたために、肝炎ウイルスの保菌者（キャリア）から次々とウイルスを他へ感染させてしまったためでした。典型的な例として、ある学校で出席番号順に予防注射を実施したところ、キャリアから出席番号が5番後の学童までは肝炎を発症し、さらに5番後までは発症はしなかったものの後に感染が確認され、11番目からやっと何も起こらなかった、という話を、平山雄先生から聞いたことがあります。まだ肝炎がウイルスに因ることが分かっていなかった時代の出来事ですが、ある病気の予防を目的に行った行為が別の病気を発生させてしまった忌むべき事象として、永く記憶されるべきでしょう。

B・C型肝炎は血と血（あるいは体液）が直接接触しないと感染は起こりません。それ故現在ではもう、麻薬常習者の注射針回し打ちか、入れ墨・ピアスの穴開け、あるいはキャリアとの性交（特にエイズと同様に肛門性交）・出産時の母子感染などを除けば、ほとんど新規感染の機会がありませんから、やがて２０３０年頃には肝がんそのものがほぼ消滅する可能性が濃厚です。

と思っていたところ、近年になって肥満や糖尿病を原因とする**非アルコール性脂肪肝炎（non-alcoholic steatohepatitis, NASH）**からも肝がんが発症することが問題視されるようになってきました。なかなか完全解決は難しいものです。今後、これらの素因を持つ人への啓蒙が望まれます。

既にB・C型肝炎に感染している人に対しては、**2次予防**として超音波によるがん検診が広く実行され、効果を挙げています。がんが検出された場合、薬剤注入や手術が行われていますが、これらの治療方法についても将来「過剰診断問題」が起こる可能性はないのか、検討しておく必要があるでしょう。


【子宮頸がん】


子宮頸がんは戦後ずっと女性のがん死亡では胃がんに次いで第2位を占めていましたが、減少傾向が著しく、1980年代には下位に沈みました。ところが2005年頃から僅かではあるものの再び上昇傾向にあり、注目されます（図8‐2）。

子宮頸がんの発がんの原因はもちろん**パピローマ・ウイルス（HPV）感染**です。これを発見したツア・ハウゼン（zur Hausen）（ドイツ）は、やはり2008年度ノーベル賞を授与されました。胃がんと同様に、HPV発見当初には2割くらいは感染と無関係なものがあると言われましたが、最近の研究でほとんどの子宮頸がんはHPV感染によることが明らかになりました。すなわちこの疾患は**最悪の性感染症（sexually transmitted disease, STD）**であることをよく認識する必要があります。

近年の性行動の若年化に伴って、このがんによる30歳代・40歳代の死亡が特に増加しています。子宮頸がんの自然史は25年前後なので、15歳から20歳頃にＨＰＶに感染した女性の１００人に１人が10年後に発病し、さらに10年後に30歳代・40歳代になって亡くなる訳です。近年の死亡の上昇傾向はこの世代の動向によるものです。

私は子宮頸がんこそ、**０次予防**の目的で今最も啓蒙を必要とするがんだと思っています。というのは、この疾患は間違いなく性感染症（ＳＴＤ）、すなわち性交に原因する病原微生物感染症であるのに、婦人科医も行政も何故かこれまでの梅毒・淋病・クラミジアなどのＳＴＤとは一線を画して、ＳＴＩ（sexually transmitted infection）という異なった表現を用い、従来の性教育を主体としたＳＴＤの予防対策を採り入れるのには極めて消極的だからです。

この点熊本悦明札幌医大名誉教授は、目下最も警戒を要するＳＴＤであるとはっきり主張しています。その論文によれば、日本の年齢別の子宮頸部ＨＰＶの感染者の割合は、15－19歳の一般女性で50％であり、性産業に従事する女性の30－35％よりむしろ高いとのことです。また「結婚前は純潔を守るべきである」という問いかけに対するアンケート調査（日本青少年研究所、２００４）では、日本の女子高校生で「まったくそう思う」と答えた人はたった６・３％だったのに対して、米国では21％、韓国・中国では43％がそう考えていたといいます。性事情が進んでいるのは北欧や米国だと皆思っているようですが、実は今世界で日本が一番進んでしまっているのです。ですからこの際、この疾患の最重要な危険因子である性行動をより規律あるものとするよう、性教育やマスコミなどを通じて広く啓蒙すべきです。

熊本悦明、川名 尚：ＨＰＶ感染症と性器腫瘍性病変。日本医事新報 2008, No.4395: 70-7.

　またＨＰＶ感染については女性側の問題ばかりが注目されがちですが、これを女性に感染させるのは当然ながら男性であって、もっと男性側の責任が強調されて然るべきです。かつて梅毒・淋病などのいわゆる「性病」は男の病気と考えられ、社会的にも倫理的にも「罹るのは男が悪い」という印象が強かったのですが、ことＨＰＶに関しては男の話は全然出てきません。しかし後述するように、男性の口腔咽頭がんが今不気味に増加中であり、これがＨＰＶ関連疾患であることは暗黙の了解事項です。さらに最近では肺がんや食道がんの一部もＨＰＶ感染に原因するのではないかと考えている人さえあり、綺麗ごとではなく「ＨＰＶは最悪のＳＴＤである」と広く一般に認識させるべきでしょう。すでに男性に対するワクチン接種を始めた国もあります。また最近になって、男性におけるＨＰＶの感染部位は、どうやら陰茎だけでなく陰嚢などにも及んでいるらしい事実が分かってきました。そうなるとコンドームは感染防止の役に立たない訳で、ますます男性側の責任が問われる次第です。

　このがんの０次予防には、このような性行動に対する啓蒙とともに、もうひとつ極めて有力な手段であるワクチン投与が実用化されており、この両者はいわば０次予防における車の両輪です。

　ＨＰＶは種類が多く、これまでに１００種以上が確認されていますが、その内で頸がんの原因となる高リスクＨＰＶ（発がんのリスクが高いという意味）は主として16・18・52・58型の4種です。ＨＰＶに対するワクチンは１９９０年代から開発が始まり、これを接種しておけばＨＰＶに対する免疫が成立し、効果は約20年間持続します。ただし我が国で２００９年から使われているワクチンは16型・18型（全体の70％）にしか効きません。しかしもうすぐ4種に効くワクチンが市場に出ます。

このワクチンを国家予算で対象者全員に接種した場合の効果を試算してみます。子宮頸がんは女性にとっては非常に重要ですが、がん全体に占める割合から見ればどちらかというともうマイナーながんで、年間罹患数は約2万人、年間治療費は約２５０億円、年間死亡数は約５０００人であり、いずれも胃がんの約１／10です。そこで、ワクチン接種者を50万人／年とすると、接種費用は年間治療費に等しい２５０億円／年であり、ワクチンの効果が罹患数減少に貢献するまでに10年かかりますが、その後は著減し、20年後にはほぼ消滅が期待できます。今野によれば、12歳女児全員にワクチン接種すると、生涯の社会的損失を１９０億円抑制するとのことです。

今野良、笹川寿之、福田敬：日本人女性における子宮頸癌予防ワクチンの費用分析効果。産婦人科治療 2008, 97: 530-42.

幸いワクチンの公費負担制度が２０１０年の補正予算で国会を通過して、２０１１年度中には対象者（12～18歳の女子生徒）の71％に無料接種が実施されました。この接種率の高さは俄かに信じられないほどの素晴らしい成果で、これでもう日本の子宮頸がんは大丈夫だと、私はすっかり安心したものでした。

ところが好事魔多し。頸がんワクチンの副作用問題が発生しました。ワクチン接種は法律で定期接種と任意接種に分けられ、定期接種は原則として無料です。子宮頸がんワクチンは２０１３年度から定期接種に編入され、２０１１～12年に８２９万人に対して接種されましたが、１１６６件の副作用が報告され、うち重症が１０１件でした。死者はありません。そして２０１３年４月８日に全国ワクチン被害者連絡会から接種中止の嘆願書が提出され、厚労省は同年６月に積極的な接種勧奨を差し控える決定を行いました。折角の関係者の努力が水の泡と消えようとしています。

このワクチンはすでに世界１２０国以上で使用され、その有効性・安全性は実証済みです。しかし我が国では以前から、頸がんワクチンのみならず一般のワクチンの副作用に対し住民が過剰な反応を示す傾向があり、行政もずっと及び腰で臨んできた経緯がありました。そのためかつては乳幼児に対して義務として強制的に施行してきた麻疹・風疹のワクチン接種を任意とした結果、つい数年前に世界中から日本が「麻疹・風疹の輸出国」であるとの汚名を着せられた過去があることを、ご記憶の方も多いでしょう。

私はこの種のリスクの定量化を図るため、リスクの大きさを交通事故のリスクと比較する「交通事故単位 traffic accident unit（Tau）」という概念を提唱しています。それによると子宮頸がん死亡のリスクは年間交通事故死亡の3・1倍であるのに対し、ワクチンの重症副作用のリスクは年間交通事故傷害の10万分の2倍に過ぎません。しかも死亡例は一切報告されていません。この対比をどう考えるか。賢明な頭脳をお持ちの方なら、答は自ずから明らかでしょう。ワクチン接種は本人に利益をもたらすばかりでなく、ひいては他人の予防にも貢献します。ワクチンの副作用とされている事象が他の原因に拠っている可能性もあり、国民全員がワクチンに対してもっと理解をもってほしいものです。

渡辺 決：リスクの定量化―交通事故単位 Tau の提案―。腎泌予防医誌：2015, 23: 18-23.

また国の定期接種は女児を対象としているため、頸がんワクチンは子どもにしか効かないと思っている人が多いのですが、そうではなく、HPVに感染したことのない人であれば何歳であっても、接種後20年間有効です。ただし私費だと3回接種で総計約5万円かかり、この点がネックです。

2次予防としては、よく知られているように対策型検診（国家検診）として**擦過細胞診**が広く施行されており、歴史的にも胃がん検診とともに最も古くから実行されてきました。擦過細胞診とは、特殊な道具で膣内から子宮の入り口である頸部の細胞を採取し、顕微鏡で観察する方法です。前がん病変も含めて正確に診断できる優れた方法ですが、「細胞検査士」と呼ばれる特殊技術者を必要とし、全体としてかなり多額の経費がかかります。受診率は、一般に大変低い我が国のがん検診受診率の中では最も高い成績を挙げています。

しかしもし副作用問題が解決されてワクチン接種が本格化された場合は、当然今の10歳代以下の世代の罹患者は激減する筈であり、後は現在20歳代以上の世代から発症してくるがん（この患者数もやはり激減するでしょう）を20－30年ほどの間2次予防の検診でカバーすればよいことになります。したがって子宮頸がん検診は将来的には撤退が可能となるでしょう。

そして検診に際しては、胃がんと同じように、HPV未感染者（若い世代で50％、中高年では70％以上存在します）は検診の対象から外す緊急措置を、とりあえず講じるべきだと思われます。検診の手段自体としても、HPVの型を判別する遺伝子検査の方が擦過細胞診より優れているという研究も発表されました。現在の対策型検診のように、漫然と対象は女性全員として、驚くべきことに性未経験者も含め、ほぼ半数のがんになる筈のないHPV陰性者に対してかなりの精神的・肉体的な負担がかかる検査を行い、無駄な経費をかけるのは、全くの愚策であると言わざるを得ません。

Castle PE, Stoler MH, Wright TC Jr et al: Performance of carcinogenic human papillomavirus (HPV) testing and HPV16 or HPV18 genotyping for cervical cancer screening of women aged 25 years and older: a subanalysis of the ATHENA study. Lancet Oncology 2011, 12: 880-90.

なお同じ子宮のがんでも、**子宮体がん**は発生部位も発生原因（まだ分かっていない）も頸がんとは全然違う病気で、こちらはHPV感染とは無関係であり、通常の子宮がん検診のやり方

（擦過細胞診）では発見できません。最近増加傾向にあり、罹患数では頸がんを超えているにもかかわらず予防がん学の対象からは外れており、憂慮されます。

【食道がん】

食道がんの原因は、**アルコールとたばこの相乗効果**であることが、多くの疫学研究の結果ほぼ確実となりました。具体的に言うと、食道がん患者の95％は飲酒・喫煙両者の常習者です。ですから禁酒＋禁煙が最も確実な**0次予防法**と言えます。年齢調整死亡率は、喫煙者の減少とともにはっきりと低下中です（図8－2）。

Morita M, Kumashiro R, Kubo N et al: Alcohol drinking, cigarette smoking, and the development of squamous cell carcinoma of the esophagus: epidemiology, clinical findings and prevention. Int J Clin Oncol 2010, 15: 126-34.

この際アルコールについても、がん予防のためにたばこと同様の抑制政策が必要です。酒の主成分であるエタノール（エチルアルコール）は、体内で代謝されてアセトアルデヒドになり、さらに化学変化を受けて酢酸になり解毒されるのですが、このアセトアルデヒドには、動物の発がん実験にも使われるほど強烈な発がん作用があります。アルデヒドを解毒して酢酸に変える酵素には人種差があり、その酵素を白人は全員が持っているのですが、日本人には生まれつき持っていない人が全体の5％に存在し、特にこの5％の酵素非所有者が酒を飲むと、食道がんになるリスクは酵素所有者の50倍になると言われています。この酵素の有無を、唾液を漬けて乾燥させた濾紙から分析する方法を武庫川女子大学の木下健司教授らが開発しており、新種の食道がん高危険度保持者の検診手段として実用化できる可能性があります。費用は1件あたり1000円ほどです。

Hayashida M, Ota T, Ishii M et al: Direct detection of single nucleotide polymorphism（SNP）by theTaqMan PCR assay using dried saliva on water-soluble paper and hair- roots, without DNA extraction. Analytical Sci 2014, 30: 427-9.

先年ある著名な学術雑誌に覚醒剤や麻薬などの向精神物質の社会的有害性ランキングが載っていましたが、その第1位は酒でした。第2位がヘロイン、第3位がコカインで、たばこは第6位です。酒とたばこを止めれば食道がんにはなりません。たばこの歴史は精々500年ほどですが、酒は有史以前から存在し、キリスト教の洗礼の儀式や神道のお神酒に使われるなど、宗教との関連も密接です。それ故規制が難しいのですが、酒にはたばこと同じように強い発がん作用があるのです。

Nutt DJ, King LA, Phillips LD: Drug harms in the UK: a multicriteria decision analysis. Lancet 2010, 376: 1558-65.

食道がんの**2次予防**としての検診は、罹患数が少ない上に技術上の問題もあり、実際上ほとんど行われていません。ただ胃がん検診のための内視鏡検査で偶然発見される症例は時々見られます。このがんの予後は一般にあまり良くなく、**発病後比較的速やかに死亡する例が多い**傾向があります。それ故一層の禁酒・禁煙の啓蒙が望まれます。

【口腔咽頭がん】

口腔咽頭がんはマイナーながんですが、男性において不気味に増加中です（図8-2）。多くのがんが減少する中、珍しい現象です。なお口腔で発生するもののほとんどは**舌がん**です。このがんには以前から**酒とたばこが強く関係**することが疫学的に分かっていましたが、2011年に患者の73％は**HPV陽性**であるというデータが発表されました。子宮頸がんの原因ウイルスが何で口やのどのがんに関係するのか不思議だと思われるでしょうが、それは近年のオーラルセックスの流行を考えれば合点がいくでしょう。すなわちこのがんも、性風俗の変遷に伴う**性感染症（STD）**です。面白いことに、HPV由来のものはたばこ由来のものより予後が良いとのことです。啓蒙による**0次予防（禁酒・禁煙・性教育）**が極めて有効な筈です。

Medical Tribune 記事：米でHPV陽性の中咽頭がんの割合が上昇。2011年12月22日号，p55.

なお最近、このがんと食道がんとの関連性が取り沙汰されています。そうなると、食道がんにもHPV由来のものが存在する可能性が出てきます。ありそうな話だと思います。

B．2次予防が可能ながん

0次予防はできないが2次予防（がん検診）が技術的に可能ながんは、大腸がん・乳がん・

前立腺がん・腎がん・膀胱がんの5種類です。これらのがんでは、いずれも信頼できる検診方法が確立されています。全がん罹患数の40％（0次予防可能ながんとの重複を除く）を占めます。

【大腸がん】

大腸がんの死亡率減少傾向は緩徐で、2010－2015年にかけては逆に僅かながら増加しており（図8－2）、2012年には永年第1位だった胃がんを追い越して罹患数第1位の重要がんとなりました。死亡数では肺がんに次いで第2位です（図8－1）。

このがんの発がん原因は未だ不明ですが、最近**大腸内細菌叢の分布パターン**との関係がよく取り沙汰されています。

大腸内細菌叢に関する研究は、やはり21世紀になってから急速に発展した現代医学の最大のトピックスのひとつです。がんと直接の関係はない余談になりますが、それらの成果をここでちょっとご紹介しておきましょう。

ヒトの総細胞数は約37兆個ですが、腸内に住む細菌は1000種類以上あり、その総数は約100兆個で、大便の総量の半分近くはこれらの細菌の菌体もしくは死骸が占めているそうです。私は若い外科医の頃、手術中に腹腔内の腸の走行を眺めつつ、これだけの長さしかないのに、あの多種多様な食物を単純な栄養素まで分解する複雑多岐な消化活動を、一体どうやって腸はやれるのだろうかと、本当に疑問に思った記憶があります。答は意外に簡単で、要するに消化は全部腸内細菌が実行し、腸はこれによって分解された栄養素をただ吸収するだけだったのです。それならあの長さで十分です。こんな訳ない解答なのに、医学がやっとそれを導き出したのは僅か数年前のことでした。

胎児は胎内で無菌のうちに成長し、初めて細菌に出会うのは出産時の産道（膣）内のことです。この時胎児が取り込む細菌の種類と量が、胎児が出生後順調に育つために大変重要で、最近では帝王切開で生まれた子どもにわざわざ母親の膣内分泌物を摂取させる方法もあるそうです。また授乳も母から子への細菌の受け渡しをもたらす深い意味のある所作であり、それ故授乳を受けなかった人工栄養児は免疫には問題があり、例えばO－157による集団中毒が発生した時、死亡にまで至ったのは人工栄養児だけだったとのことです。

潰瘍性大腸炎という難病があります。大腸からの出血が止まらず、かつては原因不明で治療に大変難渋した病気でした。この病気に対し、患者の腸内細菌を全部除去した後にそこへ健康人の糞便を注入する「糞便移植法」が著効を示すことが、近年判明しました。ところがある報告によると、生来針金のように痩せていた中年のこの病気の患者さんに、逆に子供のころからずっと肥満体だった患者の実の娘さんの糞便を移植したところ、潰瘍性大腸炎はすっかり治ったものの、母親の患者さんが数ヵ月のうちに娘さん同様大変な肥満体になってしまって困ったそうです。これまで「体質」（つまり人間側の素質）だと思われていた種々の現象が、どうも腸内細菌の分布パターン（つまり細菌側の性質）に拠っているのではないかという疑念が、種々な分野で起こっています。体質だけでなく、人の気質にさえ腸内細菌の影響が及んでいると考える学者もいます。

だから大腸の病気である大腸がんの原因は腸内細菌叢の分布パターンにあるのではないかと考えるのは、極めて自然な成り行きです。まだ確実な証拠は出ていませんが、間もなく何らかの関連性が報告されるのではないかと思われ、そうなれば将来は大腸がんの**0次予防**の実現が期待できそうです。

大腸がんの2次予防（検診）は、がんからの出血が大便中に含まれていないかどうかを調べる「**便潜血法**」によって行われます。対策型検診（国家検診）では、確実性を重視して3日間毎朝採便する「3日法」が採用されています。潜血（便中の出血のことです）が認められれば精密検査の**大腸内視鏡**で確認します。しかしこの検査法は熟練した医師によって施行される必要があり、結構時間と手間がかかるので、なかなか需要に応じきれていません。また前夜から下剤を投与するなど前処置が必要で、苦痛もかなりあります。

そこで内視鏡に代わる精密検査法として大腸CT（CT-colonography）が登場しましたが、やはり入念な下剤などの前処置が必要で、内視鏡のような確かな手ごたえがないこともあり、今一つ普及していません。また新しいアイデアで、超小型のカメラを内蔵したカプセルを飲み込み、自然にカプセルが胃腸の中を移動するにつれて周囲の画像を撮影する「カプセル内視鏡」も開発されましたが、やはりまだ実用的とは言えないようです。

大腸がんは、がんが腸だけに留まっていれば比較的予後は良好ですが、転移があると進行が早い特徴があります。それだけに早期発見の価値が高いのです。

【乳がん】

乳がんは前立腺がんとともに、欧米では常に罹患・死亡とも上位を占める重要がんでしたが、かつて我が国の発生頻度は前立腺がんと同じように欧米に比べて非常に低く、極めて対照的でした。ところが第1章で述べたように、我が国が高度成長時代に入ると両がんとも異常に高い増加率を示し、現在では罹患数の上で大腸・胃・肺がんに次いでそれぞれ第4・5位を占めるようになってしまいました（図8‐1）。乳がんは女性にしか発生しない訳ですから、女性のがんの中では乳がんの罹患数が断然第1位です。この間に日本の社会はどんどん欧米化を果たしたのですが、それに連れてがんの分布も欧米化してしまった、疫学的に見て非常に興味深い現象でした。前立腺がんの方は今世紀に入って人口調整死亡率の上では減少し始めましたが、乳がんはその後も増加を続け、やっと2010‐2015年の段階で頭打ちとなりました（図8‐2）。欧米諸国では既に両がんともどんどん減っています。発がん原因については、両がんともホルモンとの関係が昔から取り沙汰されていますが、まだ確証はありません。

乳がんは、いろいろながんのうちでも疫学的に最も明確に**高危険度群**が示される、特別ながんです。その主なリスク要因は、**結婚・出産・授乳**などの女性の性行動や乳腺活動と直接に関

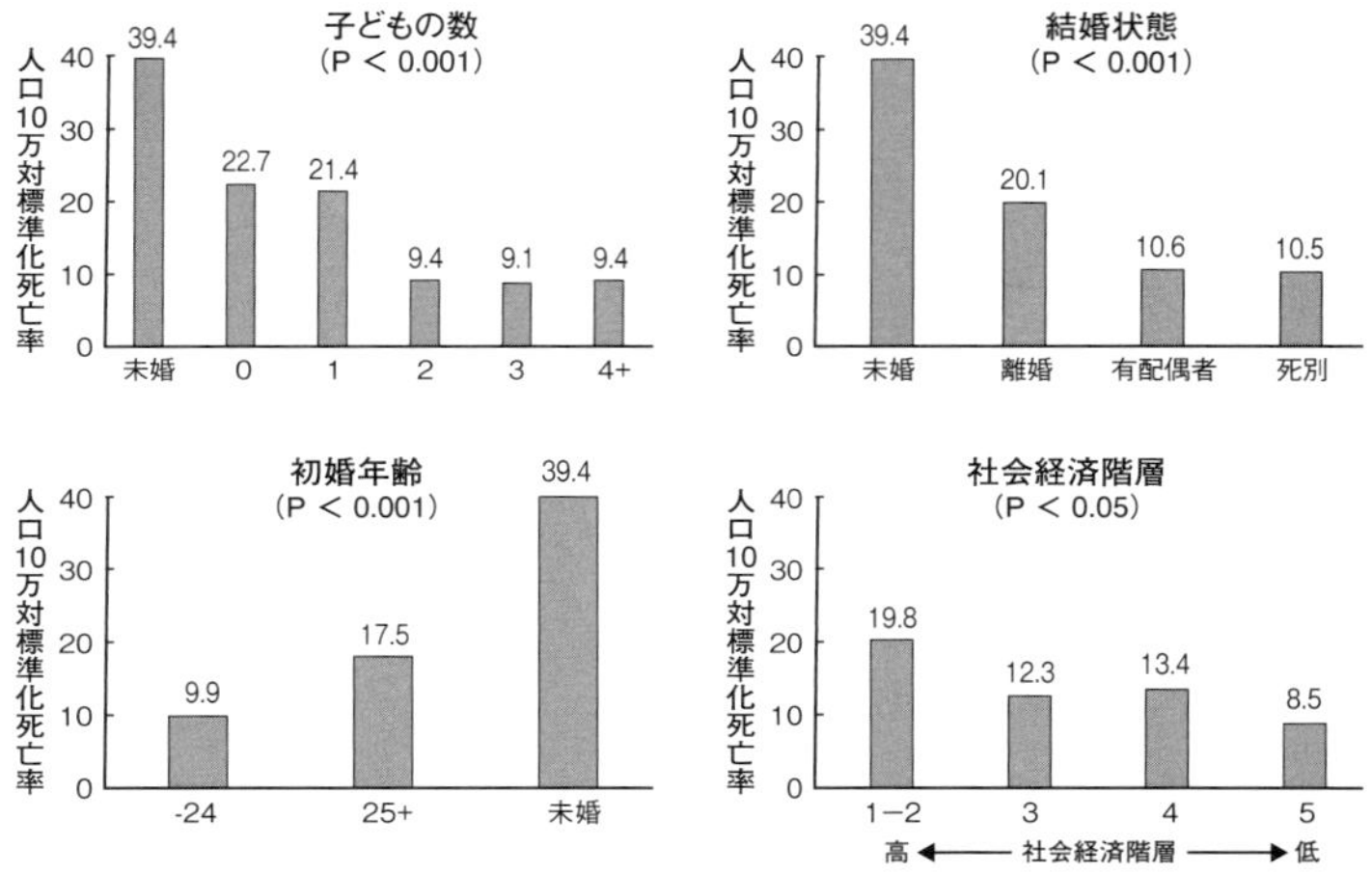

図 9-5　乳がんの高危険度群（平山によるコホート調査，1966–1982）

連するものです。故平山雄・初代国立がんセンター疫学部長は常日頃、「女性は結婚すると乳がんのリスクが半分になり、出産するとまた半分になり、授乳すると更に半分になる」と仰っていました。そのほか**高栄養**に伴う肥満も関係します。また一部の乳がんで**遺伝子異常**が明らかにされているもの（後述）もあり、一般に血縁関係のある人に乳がん・前立腺がんが多いなど、**家族歴**がかなり重要な意味をもっています。

具体例をいくつかお示ししましょう。図9‐5では、子どもの数は少ないほど、結婚状態は未婚が、初婚年齢は高いほど、社会経済階層は高いほど、乳がんのリスクが高くなることが示されています。また図9‐6では、出産経験のない人、初婚・初産年齢の高い人、未婚の人、初潮年齢の若い人などが高危

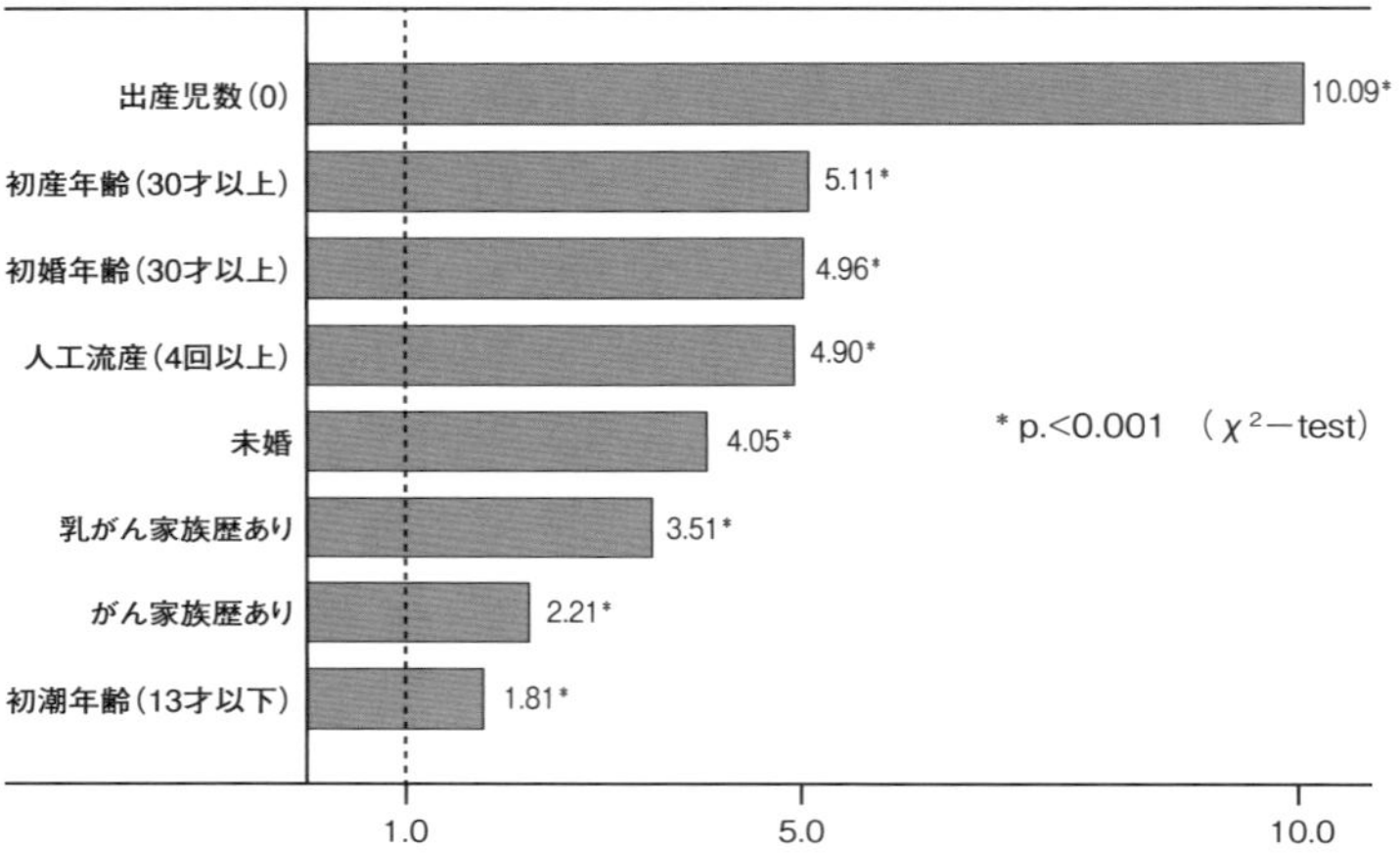

図9-6　乳がんの高危険度群（乳癌研究会による症例―対照研究）

険度群であることが分かります。初産年齢と乳がんのリスクは明らかな比例関係を示します（図9－7）。さらに各国ごとの脂肪摂取量と乳がんの死亡率との間にも、きれいな相関関係があります（図9－8）。乳がんのリスクのイメージが浮かびましたか。そして平山先生の言葉の真実味を理解していただけたでしょうか。

つい最近、妊娠と乳がんのリスクとの関係性をさらに強力に補完する凄い疫学研究が発表されました。それはデンマーク女性230万人とノルウェー女性160万人に対するコホート研究ですが、34週以上の妊娠は乳がん罹患のリスクを明らかに下げるが、33週未満の早産だった妊娠ではそのリスクが低下しないというのです。したがって妊娠34週（妊娠8ヵ月半）頃に乳がんのリスクを下げる何ら

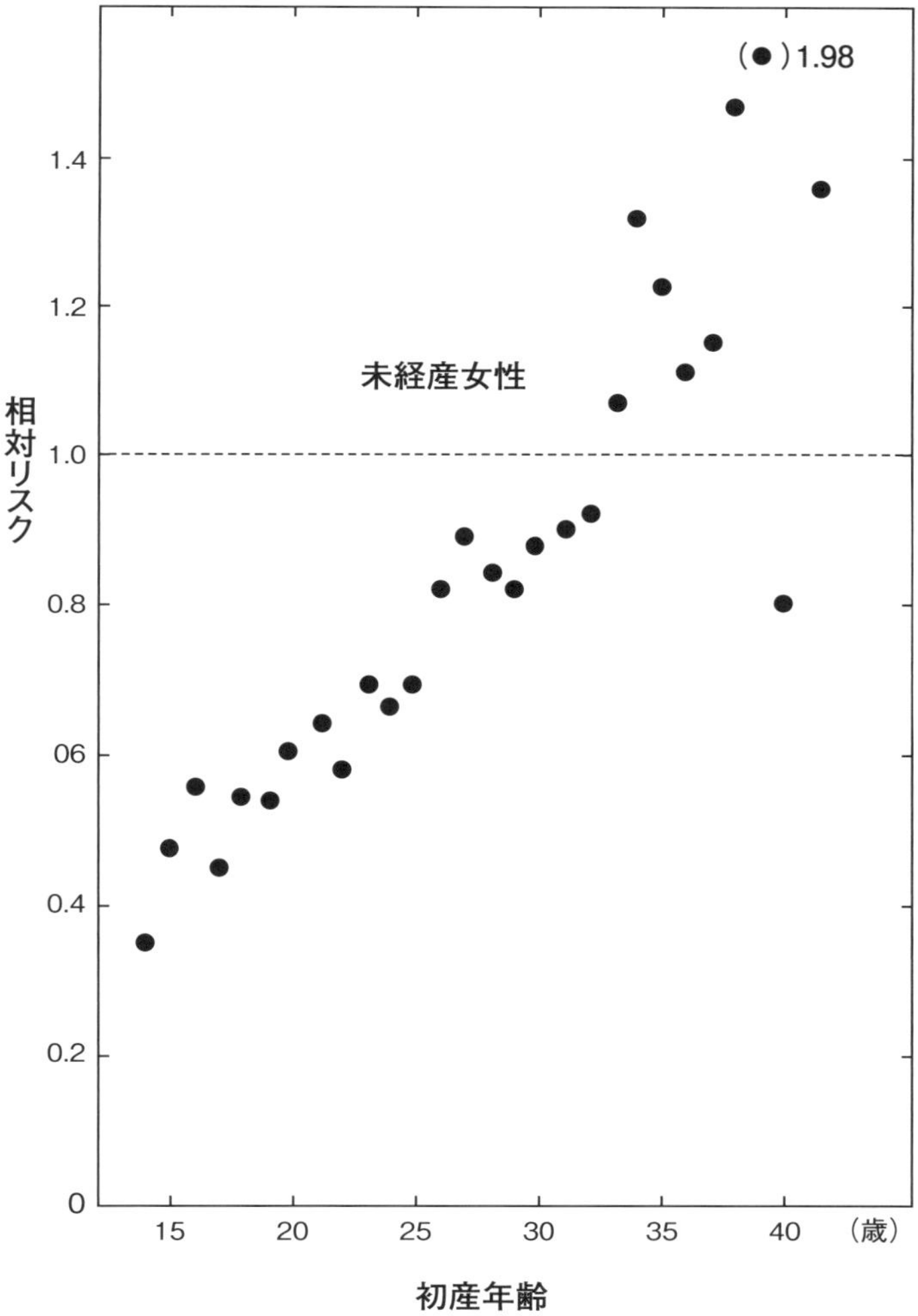

図 9-7　初産年齢と乳がんの相対リスク (MacMahon ら，1973)

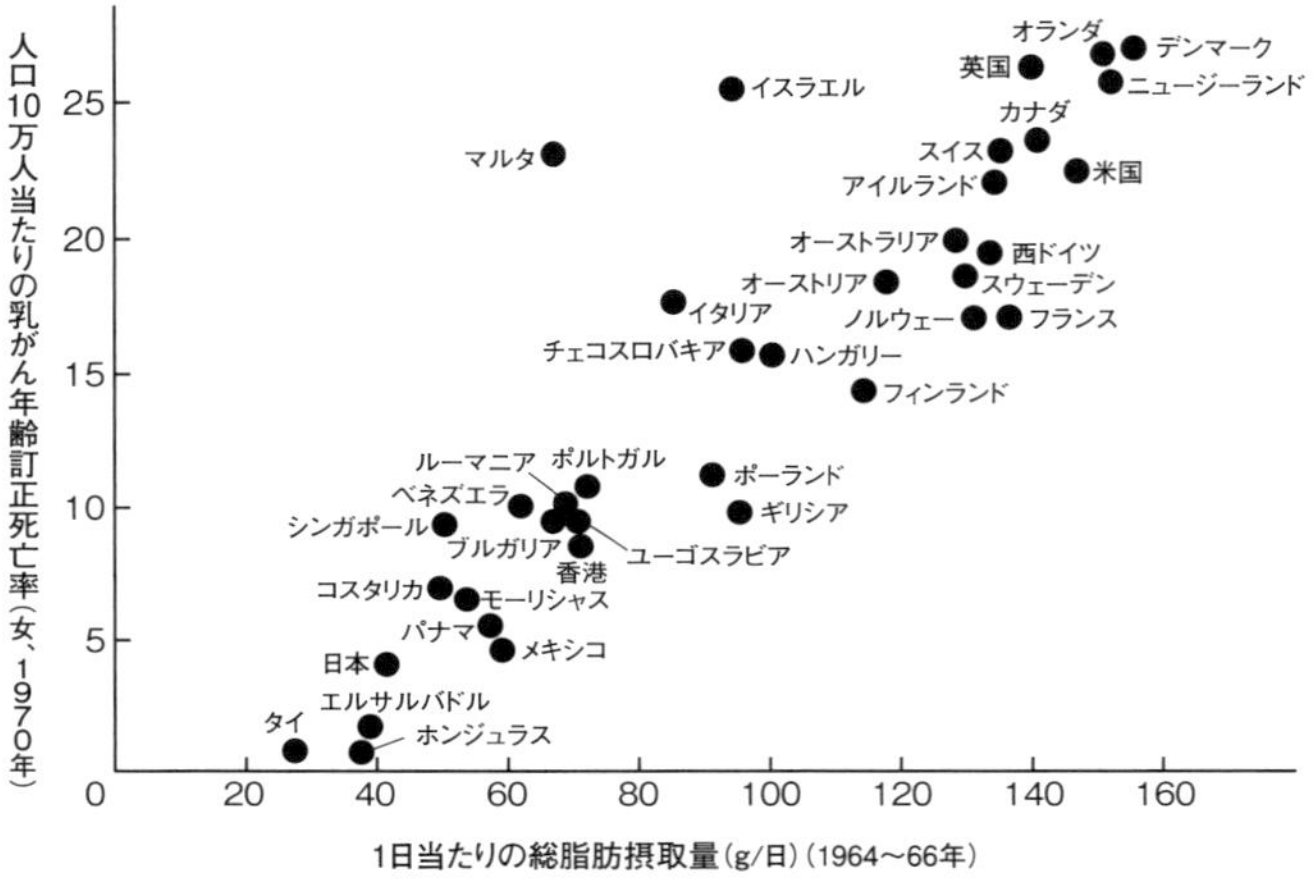

図 9-8　各国ごとの平均脂肪摂取量と乳がん年齢訂正死亡率 (Wynder ら)

かの生物学的作用が明確に働いている可能性があると推論しています。これから世界中がその生物学的作用が何かを探求するでしょうから、それを契機に新しい0次予防のきっかけが得られるかもしれません。

Husby A, Wohlfahrt J, Oyen N, et al: Pregnancy duration and breast cancer risk, Nature Communications 2018, 9: Article number: 4255.

我が国の特殊出生率（1人の女性が生涯に産む子どもの推定人数）は終戦直後は4以上あったのですが、その後一貫して減り続け、2005年には遂に1・26にまで落ち込みました。この特殊出生率の減少曲線と乳がん死亡の増加曲線とが極めて明瞭な対照を示しているのは、偶然の所産ではありません。同じ時期に常に特殊出生率が2以上を保っていた米国では、今どんどん乳がん死亡は減少しているのです。私は「子どもを生んで乳がんを減らそう！」というキャンペーンを始めたいとさえ考えています。幸い我が国の特殊出生率はその後再び増加の兆しを見せ、２０１５年には１・45まで回復し、２０１７年は１・43でした。

また乳がんには、遺伝の要因が他のがんに比べて格段に強い特徴があります。近年原因遺伝子の同定が進歩し、特にBRCA1とBRCA2という2種の遺伝子の病的変異によるものが有名で、全乳がん患者の６％程度を占め、この変異を有する人の70％前後が乳がんを発症するとされています。米国の女優アンジェリーナ・ジョリーさんがこの遺伝子変異の該当者で、予防的に乳房を切除したという話題が数年前に世間を驚かせました。

大住省三：乳がんは遺伝するか、森本忠興、丹黒 明、岡崎邦泰編：乳がんインフォームドコンセントガイド：２０１１、日本医事新報社、東京、p28-31.

乳がんの発がんの原因はまだ不明ですが、以上述べたような乳房活動との関連性や遺伝子異常の問題などがきっかけになって、意外に早くそれが解明されるかも知れず、そうなれば０次予防が夢ではなくなります。

またこのがんはいろいろなところで前立腺がんと類似性があります。例えば乳腺と前立腺はどちらもアポクリン腺という脇の下にある汗腺と共通の組織構造を有し、何れも分泌器官であり（乳腺は乳汁、前立腺は精液、アポクリン腺は匂いの強い汗を分泌する）、そこから発生するがんの構造も良く似ています。そして乳がんも前立腺がんもホルモン療法に反応しますし、家族歴の上でもお互いに関連性があります。ですからひょっとすると、これら2種のがんの発がん原因も共通なのかも知れません。

2次予防として、対策型（国家）検診の方法は永い間視触診でした。ですがこの方法の診断能力は本当のところあまりあてにはならないと思います。私は外科医になりたての頃に検診の係を仰せつかって乳房触診を任されたことがありますが、被験者が自分でここに硬いところがあると申告しているのに、私がそこを触れても良く分からなかった経験があります。乳がん予防の一環として自分で定期的に乳房を触れてみる「自己検診」が推奨されているのも、そんなところに原因があるのかも知れません。

最近の乳がん検診は、第5章で既に触れたマンモグラフィー（mammography）によって行われています。直径1㎝の早期がんが検出できる優れた方法であり、検査手技・読影などの技術水準を維持するための制度管理システムが、我が国のがん検診の中ではとびぬけてよく組織化されています。世界的にも各種がん検診の中では最も反対論が少なく、実行されてきました。しかし小さながんが見つかるようになると、必ず過剰診断問題が頭をもたげてきます。現在はまだほとんど考慮されていませんが、これからこの検診も意図的監視を積極的に取り入れないと、やがて大きな非難に晒されることになるでしょう。

またこの検査の難点は乳房を挟みこむ時に痛いことで、私の友人の超音波診断の専門家である女医さんは、一度自分で験した後、「あれは男が発明した器械に違いない。あんな痛い検査は二度と受けない」と言っていました。

この点、痛みがなく、乳房の薄い人が多い日本人により適しているとされる超音波検査の検診への応用も、非常に早い時期から始まっています。これまで我が国では実行されることが少なかった大規模症例―対照研究（ＲＣＴ）が、最近乳がん検診におけるマンモグラフィーと超音波の比較について行われ、超音波はマンモグラフィーの弱点を補う効果もあることが示されました。女性のこのがんに対する関心は非常に高いので、検診受診率のさらなる向上が期待されましょう。

Ohuchi N, Suzuki A, Sobue T et al: Sensitivity and specificity of mammography and adjunctive ultrasonography to screen for breast cancer in the Japan Strategic Anti-cancer Randomized Trial (J-START). Lancet 2016, 387: 341-8.

【前立腺がん】

前立腺がんの２次予防（検診）については第１章で詳しく取りあげましたので、ここでは罹患・死亡の動向と１次予防（高危険度群）について触れることにします。

我が国の前立腺がんは乳がん同様、かつては欧米に比べ圧倒的に少なかったのですが、１９８０年代から罹患・死亡とも異常な増加を示した後、やっと２０００年頃から年齢調整死亡率の上で減少に転じました（図８－２）。２０１７年の非公式集計によれば、男子の罹患数としては全がん中第１位です。

このがんの**高危険度群**については、あまり多くの業績はありません。ここでは私たちが１９

８１年に行った１００例対１００例の**症例―対照研究**の結果をご紹介しましょう。この当時は前立腺がん患者の数が本当に少なくて、自分の教室の経験数だけではとても足りず、関西と東京の８大学・４病院にお願いしてやっと１００例を集めた記憶があります。今ならどこの大学病院でも常時数百例の患者を取り扱っているでしょう。ただ現在のような誰でも前立腺がんに罹る可能性がある時代ではなかった頃の研究であるだけに、より前立腺がんに特異的な人物像が浮かびあがっていた可能性はあると思われます。

表９－１がその主な結果です。職業・収入面では管理的職業ではないブルーカラーに属し、収入も比較的低い人、食生活では魚や野菜をあまり摂らない人にリスクがあります。特に注目されるのは性生活で、**早婚で若年時の性行動が活発だが高年になると逆に性行動が減弱するの**が高リスクのパターンです。これは図９－９に示した年齢別性交回数と危険度との関係を見ると一層明確となり、15－50歳では性交回数が多いとプラスのリスク、51歳以上では性交回数が多いとマイナスのリスクになっています。

三品輝男、渡辺泱、荒木博孝ほか：面接法による前立腺癌高危険度群の検討。日泌尿会誌 1981, 72: 1256-79.

ここで第3章で述べた前立腺がんの生長の自然史モデル（図３－５）を思い出してください。このモデルによれば、60歳で前立腺がんと診断された人がいたとしたら、その人は20歳以前に発がんしていたことになります。この場合、若年時の活発な性行動が発がんの引き金になって

職業・収入	リスク比
管理的職業に従事しない*	3.24
染料を取り扱ったことあり	11.00
軍隊歴がない*	2.23
現在の年収入120万円未満	1.70

食生活	リスク比
魚介類を毎日摂らない*	1.97
緑黄色野菜を毎日摂らない	1.97
香辛料を好む*	1.78
塩っぱいものを好む*	1.94

性生活	リスク比
初婚年齢24歳以下*	2.50
結婚継続年数40年以上	1.57
最初の性交年齢19歳以下	3.37
15-20歳の性交回数月1回以上*	2.19
61-70歳の性交回数月1回未満*	2.17
性活動停止年齢がより早い*	3.57

*印は p<0.05　ほかは p<0.10

表 9-1　前立腺がんの高危険度群（100 例：100 例の症例—対照研究，三品・渡辺，1981）

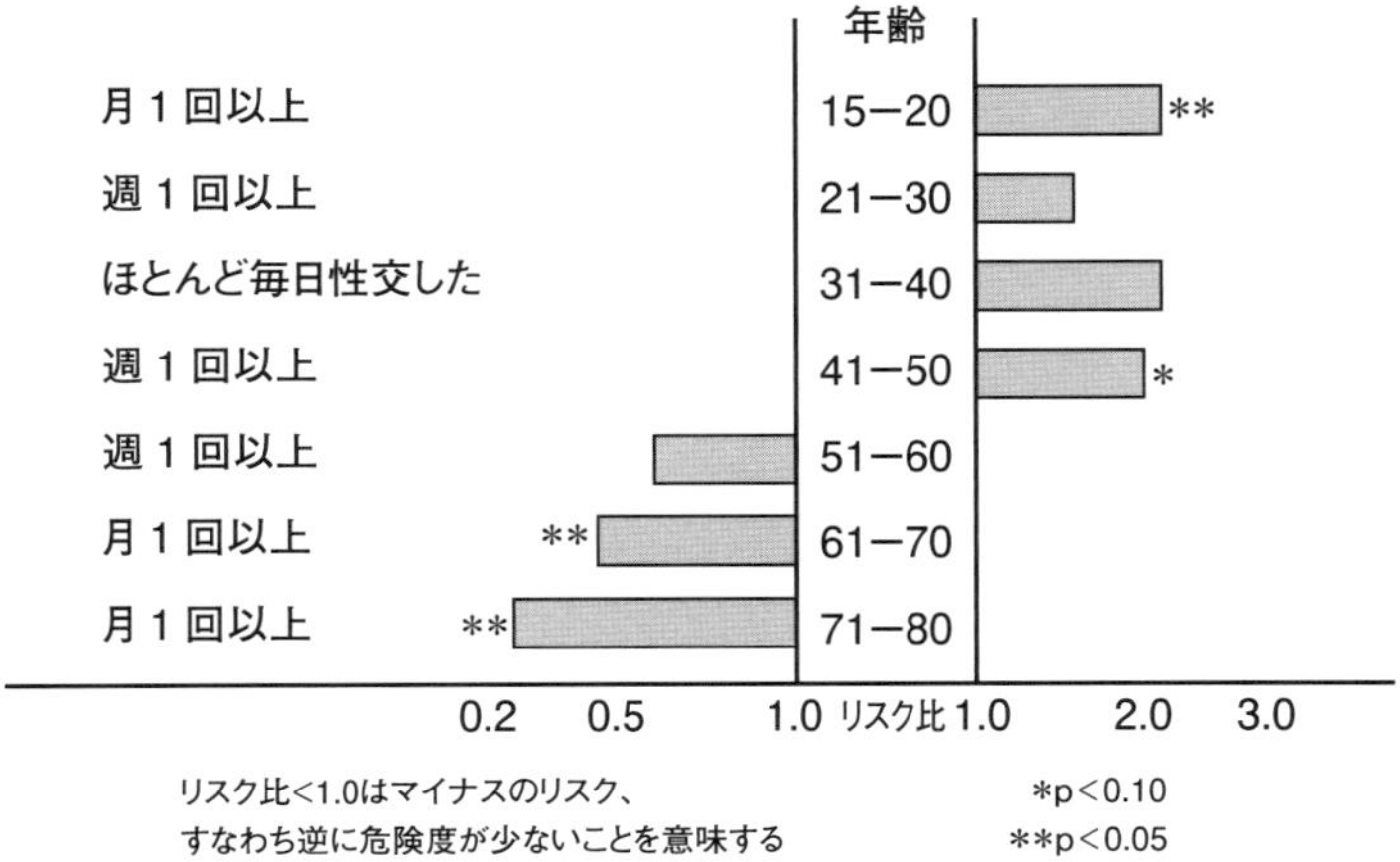

図 9-9　年齢別性交回数と前立腺がんの危険度（三品・渡辺，1981）

いた可能性も考えられます。いずれにせよ前立腺は生殖器官ですから、そこに発生するがんが生殖行動と関連があるのは当然でしょう。

なお、前立腺がんはたばこと関係がない珍しいがんです。世界中の多くの疫学調査で、たばこのリスクが証明された報告は1件もありません。

【腎がん・膀胱がん】

腎がんは総数が少ないのであまり注目されませんが、膵がんとともに**死亡の増加率は今最も高いがんです**（図8－2）。高危険度群についての研究が少ないので、何故そんなに増加するのか良く分かりませんが、私たちの200例対200例の症例―対照研究では、「自動車運転歴」が特に有意なリスクとして指摘されており、排気ガス汚染が関係しているのかも知れません。またこのがんは元々欧米に多く我が国では少なかったので、乳がん・前立腺がんと同じく、がん分布パターンの欧米化の一環としての現象である可能性もあります。

渡辺 泱、中川修一、三神一哉：腎細胞癌の高危険度群。腎泌予防医誌 2006, 14: 94-6.

腎がんには、第3章で述べたように、それぞれ起源を全く異にする腎細胞がん・腎盂がん・腎芽細胞腫の3種類があります。腎盂がんは腎から分泌された尿が溜まる腎盂に発生するがんであり、腎芽腫は小児にだけ見られる特殊ながんで、ともに非常に稀です。ですから通常「腎がん」という場合は成人に発生する腎細胞がんを指しています。

腎がんは総数こそ少ないものの、第10章で述べる**腹部超音波検診**を施行すると一番多く見つかってくるがんです（表10－1）。現状では、超音波で見つかったがんは生検で確認され、全例が直ちに手術で摘除されています。したがって当然多くの過剰診断症例が存在する筈であり、実際つい最近の報告によれば、直径4㎝以下の腎腫瘤（大多数が腎がん）271例を3－8年間一切治療せずに観察したところ、ほとんど増大した症例はなく、がん死は1例も認められなかったそうです。今後は腎がんにも必ず意図的監視が導入されるべきです。

Uzosike AC, Patel HD, Alam R et al: Growth kinetics of small renal masses on active surveillance: Variability and results from the DISSRM registry. J Urol 2018, 199: 641-8.

膀胱がんの死亡は横這いです（図8－2）。これは**たばこ関連がん**で、喉頭・肺・口腔咽頭・食道のがんに次いでたばこの影響が強いとされています。このがんで特異なのは、戦時中の秘密工場で毒ガス製造にかかわった人たちの間に、極めて高率に発生した記録があることです。体内に入った毒物（たばこも毒物です）は尿中に排泄されることが多いので、常に尿と接している膀胱には毒物の有する発がん性が特に強く作用する可能性があったことは、十分考えられます。

膀胱がんにも**腹部超音波検診**が極めて有効です。下腹部に超音波探触子を当てるだけで、直径1㎝以上のがんならかなり高率に検出できます。腎や膀胱のがん検診はまだ一般に普及していませんが、日常の臨床で広く施行されている腹部超音波検査を一般外来で実施する際には、必ず腎・膀胱も観察する習慣をつけておく必要があります。

【甲状腺がん】

甲状腺がんは罹患数・死亡数ともに少ない稀少がん（全21部位中罹患は第16位・死亡は第19位）だったので、これまで予防がん学の主な対象とはされてきませんでした。本書でも本来は触れない心算だったのですが、福島県で多数の本疾患が検診で発見され、今大きな話題となっていますので、この件について少し解説を加えたいと思います。

2011年3月に発生した東日本大震災では東電福島第1原子力発電所の原子炉が爆発し、福島県を中心に大量の放射性物質が空中に拡散されました。1986年に起こったチェルノブイリ原発事故後には、被曝者（主に子ども）の間に甲状腺がんが異常に多く発生した事例がありましたので、急遽福島県内で甲状腺の超音波検診を広範に実施したところ、多くの甲状腺がんが検出されて俄然注目を浴びています。

甲状腺は頸部の皮膚の内側に接して存在する縦横2－3cmの平べったい蝶のような形をした臓器で、物質代謝を亢進させるホルモン（サイロキシン）を分泌します。体表から近いので超音波で極めて容易に描出でき、直径1cmどころかもっと小さいがんでも検出できます。臓器が小さいので連続切片による全体の検索が容易なため、前立腺とともにラテントがんの存在が既に実証されていることは第3章で述べました。

賢明な読者はもうお気づきだと思いますが、福島県で起きている状況は前立腺がん検診で起こった歴史の蒸し返しなのです。すなわち新しい検査法によってより小さいがんが発見できるようになると忽ち大量の早期がんが見つかるが、その大部分は良性がんで治療の必要がなかったという経験です。今まで世界的に検診が行われたことのない甲状腺に対して、突然最新の機器を用いて検診を強行すれば、驚くほど多数のがんが見つかってくるのは当然なのです。しかも甲状腺は超音波で非常によく見えますから、直径1cm以上の早期がんばかりでなく、直径1cm以下ののラテントがんまで捕捉されてしまいます。だからもし被曝のない他の地域で同じことをやってみれば、やはり福島と同じ頻度で多数のがんが見つかってくるのは間違いありません。そして発見されたがんのほとんどは治療の必要がない良性がんなのです。

実はこの事情はお隣りの韓国で既に実証済みです。第8章でもちょっと触れたように、韓国では1999年から5種のがんに対して「外来医総検診医化」制度を実施しています。甲状腺がんは本来このプログラムに含まれてはいなかったのですが、30ドルほどの追加料金（私費）で超音波検査を行う検診機関が多く、その結果甲状腺がんの罹患率は1993年に比べて2011年には15倍に増加してしまいました。ほとんどの症例が治療を受けたのですが、死亡率には変化がありませんでした。またリンパ節転移があった場合でも、死亡することは極めて稀だったそうです。

甲状腺がんは元々過剰診断が起こりがちながんで、表5-2に示した我が国のがんの部位別罹患/死亡比のデータでも、過剰診断が一番考えやすい前立腺がん・乳がんより高い値を示しています。ですから韓国の検診で検出された甲状腺がんのほとんどは過剰診断だったと言っても過言ではないでしょう。

福島県の状況はこの韓国の検診プログラムの再現であり、別に放射線被曝の結果ではなかったのです。これについては最近決定的な論文が発表されました。福島県で検出された甲状腺がん組織中のがん細胞の遺伝子変化を調べたところ、通常に発生しているがん細胞の遺伝子変化と全く同様で、チェルノブイリ事故後に被曝によって発がんした甲状腺がん細胞に見られる特殊な遺伝子変化とは全然異なっていたそうです。つまり福島県の検診で発見された多数の甲状腺がんは被曝とは無関係であり、そのほとんどは放置しておいても何も起こらないものと思われます。この問題は今後法曹的に争われる可能性もありますので、特に言及した次第です。

Mitsutake N, Fukushima T, Matsuse M, et al: BRAF600E mutation is highly prevalent in thyroid carcinomas in the young population in Fukushima: a different oncogenic profile from Chernobyl. Sci Rep 2015, 5:16976.

C. 未だ予防が不可能ながん

がんの層別化において未だ予防が不可能ながんは、表8-3に示した**膵がん・悪性リンパ腫・胆嚢胆管がんの3者**で、全がん罹患数の10%に相当します。その他に稀少がんの14%を加えて、全体の2割強のがんが現代の予防がん学の前に立ちはだかった**最後の難関**です。

悪性リンパ腫は幸いなことに化学療法がかなり効きますので、何とか解決法があるのですが、**膵がん**はまったくお手上げです。早期診断法がなく、自然史や高危険度群についての知識も得られておらず、予後は最悪で、しかも罹患数・死亡数ともに明らかに増加中です。糖尿病との関係や前がん病変としての**膵管内乳頭粘液性腫瘍**（IPMN、膵臓から十二指腸へ注ぐ膵管の中や周囲に発生するそれ自体は良性の腫瘍）が話題を呼んでいますが、まだ決め手にはなっていません。最近歯周病との関連性も示唆されており、もし発がんの原因が感染であると決まれば0次予防の可能性も出てくるのですが、まだ期待薄です。

胆嚢胆管がんも早期発見不能で予後の悪いがんですが、2012年に高危険度群を特定するひとつの手がかりが得られました。すなわち印刷工場における集中発生事件です。今のところ原因として機械の洗浄に使われる有機ガスが怪しいとされていますが、印刷用インクに含まれる各種の色素はもともと発がん性の強い物質ですから、こちらの可能性も考えられます。このがんはここ数十年ずっと減少中なので、汚染が原因と判明すれば、何らかの対策を立てることは可能でしょう。

ただ膵がんも胆嚢胆管がんも、診断がついたときにはもう手遅れで、せいぜい1－2年の予後しか期待できません。何か突破口は得られないものかと、今世界中の研究者が頑張っています。

【まとめ】

現段階で0次予防が可能ながんは全罹患数の4割、2次予防が可能ながんは6割（0次予防可能がんのうち2次予防も可能なものも含む）であり、理想的に実行できれば0次予防は全がん死亡の半数近く（第8章）、2次予防は全がん死亡の30％（第5章）を救命する能力を有しています。各々のがんにはそれぞれ異なった予防システムが必要であり、それらを効率的に使い分ける戦略的かつ統合的ながんの予防施策が、これから強く望まれるでしょう。

10

では現実にどの順番でがんを予防したらよいか

三大リスクは「たばこ・酒・不衛生なセックス」

これまでがんがどうしてでき、生長し、その結果どうなるか、それに対する現有の予防方法にはどんなものがあるかについて述べてきました。ただ議論を論理的に進める都合上、それぞれの予防方法の実際上の効果の強さや実行のしやすさなどについては、その場その場で触れることはできませんでした。そこで最後の章では、私たちが現実に生きてゆく上で、数あるがんの予防方法のどれから先にどの程度熱心に取り組むべきかを、順位をつけて述べておこうと思います。これはあくまでも私の個人的な見解ですが、私自身が永年に亘って予防がん学全般に取り組んできた結果会得した、最終的なプログラムですので、きっと皆さんのご参考にもなるのではないかと思います。

なおここで予防がん学、というより予防医学の施策全体に共通して言える欠陥について触れておきたいと思います。それは「**少数例・稀少例は無視する**」という原則です。予防医学は研究する上でも実践する上でも、常に費用 - 便益効果（コスト・パフォーマンス cost performance）を重視します。何故なら予防医学を実行するためには常に厖大なコストがかかるからです。それは金額面だけのことではなく、例えば実施する上の心理的・肉体的な苦痛（侵襲）であるとか、検査や投薬の副作用であるとか、極めて多面的な「コスト」を含んでいます。予防医学は、その成果がコストを上回ることが確実な場合に限って実行が許されるのです。

その結果、対象はどうしても多数の人たち・多数の病気・多数の傾向から優先され、それらから外れる「例外的な」疾患（稀少がんがこれに相当する）・行動・習性などは無視せざるを得なくなります。たまに「あれほどちゃんと予防法は守っていたのに病気になった」と言う人に出会いますが、それはここで述べている「例外的な例」なのです。

それ故、**どんな予防手段にも例外はつきもの**です。ただだからと言って予防法を否定するのは間違っています。世の中はすべて確率で動いています。高い確率を有する予防法はそれなりの高い確率で有効なのです。例外を恐れてはなりません。以下に述べる具体的な予防策にも、必ず例外は存在することをお忘れなく。

A．今すぐ絶対に実行すべきがん予防策（第1順位）

【ピロリ菌除菌と胃がん検診】

21世紀になって実現した0次予防のうちで最も確実なのが胃がんとピロリ菌との関係です。胃がんは今でこそがん死亡1位の座を肺がんに譲りましたが、永らく日本のがんを代表するがんでした。それを確実に避ける方法があるのですから、今時こんな美味しい話は滅多にあるものではありません。

日本人全員が今すぐピロリ菌感染の有無を調べましょう。何度も述べたように、我が国の健康保険制度では病気でないと一般の医療機関で検査をすることはできませんが、とにかくかかりつけのお医者さんに相談してみるとよいでしょう。血液検査だけで済みますし、呼気で調べる方法もあります。ピロリ菌が陰性ならあなたは胃がんに罹る恐れはありませんし、以後**胃がん検診**も受診する必要はありません。国の対策型検診では、未だにピロリ菌感染の有無とは関係なく全員に受診を勧めていますが、一刻も早く陰性者は検診の対象から除外すべきでしょう。

ピロリ菌陽性者は直ちに**除菌**を行うべきです。内服薬（抗生剤）を飲むだけで済みます。第9章で述べたように、除菌した時点で既にラテントがんが存在している可能性がありますから、**除菌後5-10年程度は検診を受けなければなりません**が、それ以後はもう必要ありません。普通は除菌を受けた医療機関が胃内視鏡などで観察を続けてくれる筈です。

何度も述べたように、国家事業としてのピロリ菌対策の実施は喫緊の課題だと思います。

【HPV検査と子宮がん検診・ワクチン接種】

子宮頸がんの原因もパピローマウイルス（HPV）感染であることが確定し、0次予防法が確立されました。すなわちこの病気は性感染症であり、性経験のある女性は必ずHPV感染の有無を検査しておきましょう。耳かき程度の大きさの検査器具で膣内を軽く擦過するだけですみます。やはり婦人科の医療機関で相談するのがよいと思います。HPVが陰性なら子宮がんには罹りませんし、子宮がん検診を受ける必要もありません。既に述べたように、このがんでも国の対策型検診では未だに感染の有無を問わず（性経験のない人にまで）受診するよう指導していますが、意味のないことです。ただし検査後にまた別の人と性交渉があれば、端からやり直しになるのは当然です。

ＨＰＶ感染を根本的に防止する画期的な０次予防法がワクチン接種です。前述の副作用問題が発生して、折角の国家事業は頓挫していますが、これが子宮頸がんの第一選択の予防法であることは論を俟ちません。この問題についても第９章で詳述しました。

ＨＰＶはピロリ菌と違って除菌ができないので、陽性者の女性は子宮がん検診を小まめに受診する必要があります。感染の頻度は当然性交渉（ＨＰＶ保有男性との性交渉）の頻度に比例します。子宮頸がんは検診で早期に発見できさえすれば完全に治療できる疾患です。

【肝炎検査】

肝がんもＢ型・Ｃ型肝炎ウィルスの感染が原因であり、これらの肝炎に罹ったことがない人は肝がんにはなりません。Ｂ型・Ｃ型肝炎は血液（あるいは体液）同士が触れ合わないと感染しませんから、新しく感染が起こる原因はほぼ性交と、麻薬などの同じ注射器による回し打ちに限られます。知らないうちに感染している可能性もない訳ではなく、感染歴の有無は血液を調べれば分かりますので、誰でも何かの機会に一度でよいから検査しておくことをお勧めします。

感染が判明した場合、今では肝炎に非常に有効な薬剤がありますので、正しい治療を受ければ肝がんにまで進行しないで済みます。

【節度ある性行為】

現在の予防がん学で全くなおざりにされているのが性行為に関する課題です。**子宮頸がん**は明らかな性感染症（ＳＴＤ）ですが、このがんの予防では最も根本的な対策が完全に忘れられています。それは**男性側の配慮**です。ＨＰＶは性感染症ですから、これを女性に感染させるのは当然男性です。現状では、男性のＨＰＶ感染を放ったらかしにしておいて女性にばかり責任を押しつけているのです。ある有名俳優は何度も結婚しましたが、かつてその俳優と結婚した女性たちが次々と子宮頸がんに罹っている例があります。原因がどこにあるのか、誰の目にも明らかでしょう。もし自分の性的パートナーが子宮頸がんを発症したら、その男性は強く責任を感じるべきで、以後生活態度を改める必要があるでしょう。ＨＰＶは除菌することができませんし、第９章で述べたように男性におけるこのウィルスの**常在箇所は陰囊**らしいので、他の性感染症と違って**コンドームを装着しただけでは感染を防止できない**のです。つまりは男性の性行動そのものを改善してもらうほかありません。

子宮頸がんだけでなく、**口腔咽頭がん**（舌がんが多い）もその２／３以上がＨＰＶによる性感染症です。さらに最近は一部の**食道がん**や**肺がん**でもＨＰＶとの関連性が疑われています。これらの原因は多分近年一般化した**オーラルセックス**（口淫）によるものでしょう。前述のように、日本の年齢別の子宮頸部ＨＰＶの感染者の割合は15－19歳の一般女性で50％であり、性産業に従事する女性の30～35％よりむしろ高いことが指摘されており、もうＨＰＶはどこにでも居るありふれた病原微生物です。

また**肝がん**は肝炎ウィルス（ＨＢＶ、ＨＣＶ）感染による肝炎の最終経過であることも既に述べましたが、今の日本でこれらのウィルスに感染する可能性は、**麻薬などの回し打ちか性交**以外には考えられません。特にエイズと同様に、これも近年普遍化している**肛門性交**は血液同士が混じり合う機会が多いので、通常の性交より感染する危険性が高いと言われています。**節度ある性行為・感染回避に配慮した性行為**は、がんの予防の第一歩であることを、日常強く意識してください。

【禁煙】

もう耳にたこができているかも知れませんが、たばこは何よりも広い範囲でがんと関係しています。図10－1は平山のコホート研究における男子部位別のがん死亡に及ぼす毎日喫煙の寄与危険度を示したものですが、喉頭がん・肺がんをはじめとして、多くのがんがたばこと強く関連しているのが分かります。たばこと無関係なのは前立腺がんと腎がんくらいです。**たばこ**

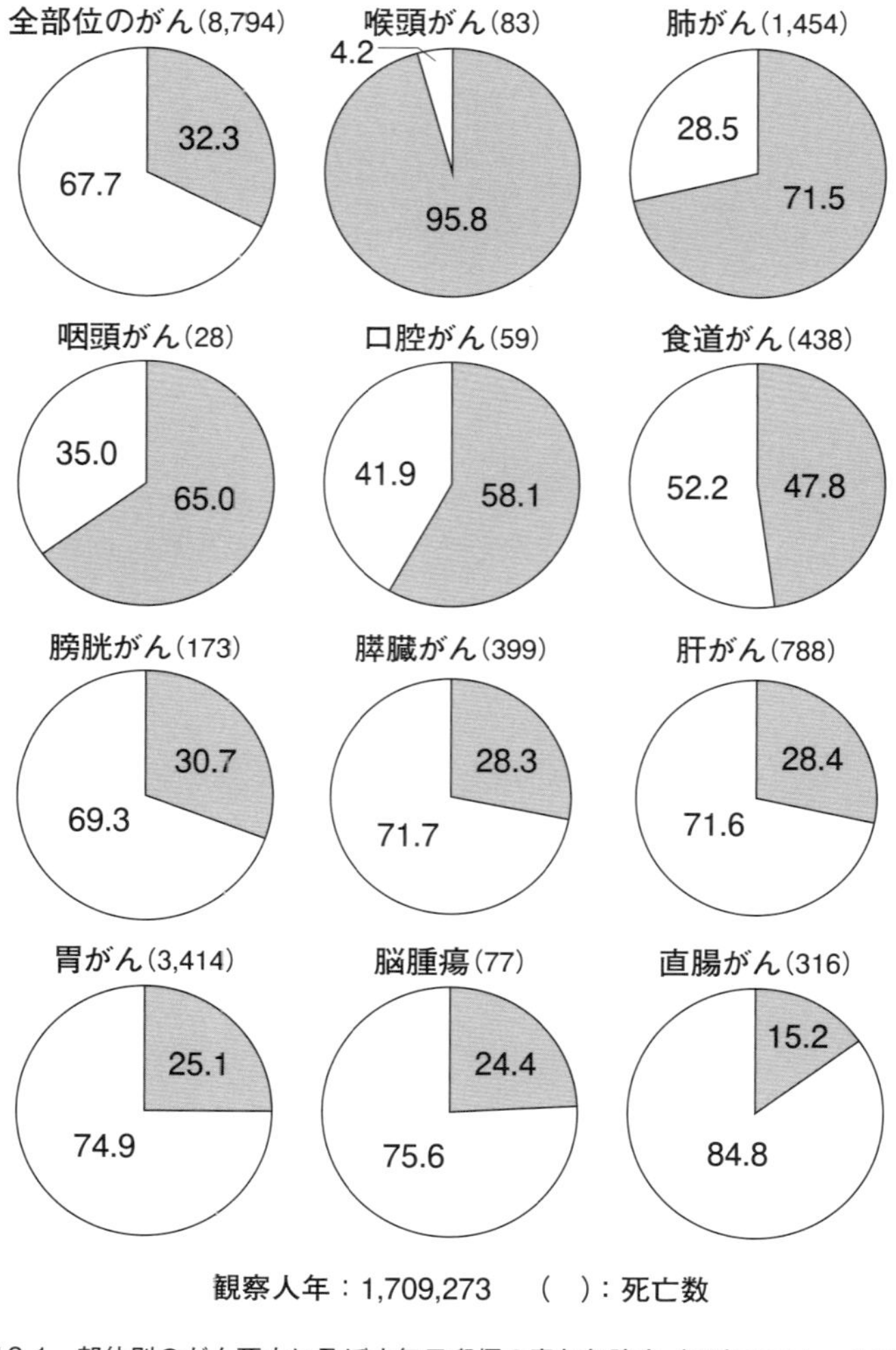

図 10-1　部位別のがん死亡に及ぼす毎日喫煙の寄与危険度（平山のコホート調査, 1966-1982）

を吸いながらがんの予防を考えるのはナンセンスと言わざるを得ません。ですから絶対に喫煙者は今すぐにでも禁煙を実行すべきなのですが、それには努力が必要です。ただ私自身の医師としての経験では、たばこ関連がんに罹ってしまった人でその後どうしても禁煙できなかった人はごく僅かでした。それを見ると、禁煙は誰にでもできる筈だと思えるのです。どうせ止めるなら、がんに罹る前にたばこを止めましょう。

またがん予防の立場から見て、たばこを吸わない人が知らないうちに吸わされてしまう**間接喫煙**の問題は極めて深刻であります。厚労省が東京オリンピックを見据えてやっと提出しようとしている受動喫煙防止のための法案も、国会の干渉で結局骨抜きにされそうです。先進国中最悪の日本の煙害は、一体いつ解消されるのでしょうか。

【禁酒】

たばこは吸う吸わないにかかわらず誰でも体に悪いと知っていますが、意外にがんとの関係が知られていないのが酒です。ですが既に述べたように、経過が早くて治療も難しく予後も不良な食道がんは、酒を飲まずたばこも吸わない人はまず罹患しない（全罹患数の5％以下）と言ってよいのです。ですから35歳で禁煙し、酒も自分から飲みたいとは思ったことがない私は、あの恐ろしい食道がんに罹る心配だけは一切したことがありません。口腔咽頭がんも同じく、酒・たばこを両方やる人だけが罹るがんです。

最近、米国臨床がん学会も声明を発表し、過剰な飲酒は喉頭・食道・肝・大腸がんの原因となり、世界で新規に発生するがん罹患の5・5%、がん死亡の5・8%は飲酒が原因であるとして、注意を呼びかけました。

近年我が国でも、喫煙対策はかなり進みました。しかし酒に対する規制が全然見られないのは不思議議なことです。テレビを見れば朝から晩まで酒のコマーシャルが野放図に流れ、医者のパーティでさえ乾杯で始まり酒が強要される日常は、がんの隆盛を謳歌しているとしか私の目には映りません。がんだけでなく、酒は麻薬や覚醒剤なども含めたすべての向精神作用を有する嗜好品の中で、社会に及ぼす害悪はどの調査結果でも常にトップを占めます。社会全体の意識改革が望まれる次第です。

以上、第1順位の予防策を一言でまとめるなら、「**たばこ・酒・不衛生なセックス**」を避けること、それに**ピロリ菌・HPV対策**ということになります。昔から養生の基本とされてきた事柄は、がん予防においても正しかったのです。

B. 受診すべきがん検診（第2順位）

さて、以上の第1順位のがん予防策を講じた上で、次に取り掛かるべきものががん検診だと、私は考えています。今でも最上のがん予防法はがん検診だと信じている人は多く、行政もそれを強く推奨していますが、0次予防が可能となり、過剰診断問題が浮上してきた現在では、がん検診の立ち位置は相対的に低下しており、費用便益効果も考慮すればやはり第2順位に置かれるべき予防法と考えざるを得ません。ただし第5章で強調したように、がん検診は**理想的に施行できさえすればがん死亡の30%を救命できる可能性**を有している（ただしがん死亡のすべてではない！）のですから、これ抜きではがんの予防が成立しないのは当然です。

以下、がんを予防したい人が受けるべきがん検診を列挙します。なお**胃がん検診**と**子宮がん検診**については、第1順位のところで触れました。

【大腸がん検診】

大腸がんについては腸内細菌叢との関係がいろいろ取り沙汰されていますが、まだ0次予防法には結びついていません。それ故**たよりは2次予防の大腸がん検診**ということになります。2016年現在で男女を合計すると罹患数第1位のがんですし、検診法は簡単な検便ですから、是非受診をお勧めします。

【乳がん検診】

女性にとって罹患が最も多く最重要ながんは乳がんです。ホルモンや遺伝との関係が注目されていますが、やはりまだ0次予防はかなり先のことのようで、さしあたって**乳がん検診は必須の予防法**でしょう。視触診による対策型検診は小がん巣には無力で、もう過去のものであり、

マンモグラフィーか超音波による検診を受診すべきです。ただこの検診については、現在過剰診断の可能性が最も強く議論されているところでもあり、一刻も早い対処法（さし当たり意図的監視の導入は必須）の実現が望まれます。

【前立腺がん検診】

ＰＳＡは１滴の血液で検査できる最高のがんマーカーで、最も確実な早期前立腺がんの検出法ですが、良性の前立腺肥大症でも陽性に出てしまうのが欠点だということは、既に力説しました。**男性は55歳になったら一度必ず何かの機会にＰＳＡを調べておきましょう。**高目の結果が出たら、１年に１回は再検査し、泌尿器科医と相談する必要があります。このがんでは既に意図的監視の体制が世界的に確立されつつありますので、これからは過剰診断の恐れも少なくなることでしょう。

【肺のＣＴ検診】

このがんでも、早期がんを発見しようとすると対策型検診の**胸部Ｘ線単純撮影**では無理で、どうしても**ＣＴ検診**ということになります。それでも最も悪性度の高い小細胞がんを治療可能な超早期の段階で発見するのは極めて困難です。小細胞がんは、何種類かある肺がんの中でもたばことの関係が最も強く指摘されていますから、これに罹りたくなかったらＣＴ検診より禁煙に頼った方が合理的です。

たばこと関係がない末梢腺がんなどの肺がんは良性がんであることが多いので、CT検診における過剰診断については十分に配慮する必要があります。

C. できたら実行した方がよいがん予防策（第3順位）

【腹部超音波検診】

超音波診断は、からだに接触させた探触子から非常に周波数の高い（人の耳には聞こえない）音を体表から投射し、その音が体中のいろいろな物体に当たって反射してくるのを聴きとることによって、物体の形や位置・状態を知る方法です。人の耳に聞こえる音は20ヘルツから2万ヘルツ前後までの範囲ですが、超音波診断では通常200万ヘルツ（2メガヘルツ）から1000万ヘルツ（10メガヘルツ）程度の超高周波の音を用います。これによって体内構造の断層像（断面図）が得られ、また血流の動きも観察できます。

腹部超音波診断では、腹部（または背部）に超音波探触子を接触させるだけで、痛みも苦しみもなく、肝臓・腎臓・胆嚢・胆管・膵臓・脾臓・副腎・膀胱・前立腺・腹部大動脈などの腹部臓器の断層像が一気に得られ、がんがあれば探知できます。胃・腸などの管腔臓器についての情報は得られません。侵襲がないことから検診には非常に適した方法ですが、かなり経験を積んだ専門家が実施しないと十分な所見が得られないのが欠点です。

殊に腎がん・膀胱がんに対しては、超音波が最も良い検診方法ですので、かかりつけのお医者さんに相談して、一度受診されておくことをお勧めします。

日本赤十字社熊本健康管理センターでは、三原らが専用の超音波検診車を用いて155万例以上の腹部超音波検診を行いました。この世界でも他に絶対にないデータを表10－1に示します。1500例（千例に1例！）以上の多種多様ながんが検出されており、特に腎がんの発見数の多いのが注目されます。

三原修一ら：超音波検診における腎泌尿器癌の実態と予後。腎泌予防医誌 2010, 18: 43-4.

【結婚と出産】

前章で述べたように、「女性は結婚すると乳がんのリスクが半分になり、出産するとまた半分になる」と言われています。乳がんほど生活状況と発症との関係が密接ながんは、他にありません。現代の未婚化・少子化・高齢結婚化・高齢出産化の状況は、まさに乳がんの発症を助長するものであり、それを反映して我が国の乳がんの増加傾向は諸外国と比べても著しいものがあります。**「子どもを生んで乳がんを減らそう！」**というキャンペーンは、事実に基づいているのです。女性の皆さん！　乳がん予防のために結婚しましょう！　子どもを産みましょう!!

分類	男 （795,073人）	女 （759,429人）	計 （1,554,502人）
肝がん	309	57	366
胆嚢がん	68	89	157
膵がん	72	61	133
腎がん	262	116	378
膀胱がん	112	33	145
前立腺がん	65		65
その他	163	116	279
計	1051	472	1523

表 10-1　超多数例の腹部超音波検診におけるがん発見数（1983-2005）
（三原らの原表より渡辺作成）

【食べもの】

かつて発がんの原因（0次予防）が全く分からず、がん検診（2次予防）も未整備だった20世紀中は、主として疫学調査に基づくがんの高危険度群の研究が先行し、その結果が大きく喧伝されたものでした。疫学は、問題の本質がどこにあるかを最短経路で知ることができる極めて重要な研究方法であり、過去にはたばこと肺がん・食道がんとの関係や性生活と子宮頸がんとの関係など、発がんの原因を解明する大きなきっかけをもたらしたものです。ただ疫学で得られた多くの結果が、それぞれがんの予防にどれほど寄与するか、換言すればがん予防においてどの程度の重要性を有するかを考えると、そのすべてが同等であるとは言えません。

例えば、「緑黄色野菜を食べるとがんになりにくい」という結果と「たばこを吸わないとがんになりにくい」

という結果を比べれば、その重要性・確実性において後者の方を断然重視すべきです。またピロリ菌の発がん性が明らかになる以前には、胃がんのリスクで最も重要視されていたのは「塩っぱい食品」でした。塩っぱいものを多く食べれば確かに胃の粘膜に悪影響があるでしょうが、ピロリ菌感染がないか除菌が済んだ人ならどれだけ塩を摂ろうが胃がんになる筈はありません。ただし塩の過剰摂取は高血圧のほとんど唯一の原因ですから、塩はできるだけ控えるべきですが。

また昔の疫学調査では肝がんのリスク要因として必ずアルコールが有意という結果が出たものですが、その原因が肝炎ウイルス感染と判明した後の最近の調査ではあまり有意な結果が出なくなったのは、奇妙なことです。

これまでに明らかに発がんの原因であると特定された食べ物はありません。その点、たばこや酒と同じレベルで食べ物ががんに関係すると錯覚されている人が多いのは、困ったことです。がんに良い食べ物・がんに悪い食べ物も特にありません。強いて言えば、何でも選り好みせず適量を摂取するという一般的な養生法が、がんの予防にも役立つと考えればよいでしょう。

D．注意すべき徴候と生活歴（第4順位）

何の病気でも「病気らしい」と気がつくきっかけは大抵「痛い」とか「だるい」とか「体の調子が悪い」など、からだに現れる種々の**症状**ですが、がんに限っては症状で気がついた時は既に手遅れということが多いのです。また「風邪をひきやすい」とか「頭痛持ち」だとかいう、いわゆる「**体質**」もあまりがんとは関係ありません。

職業もほぼがんとは無関係です。ただ例外的に昔ロンドンで煙突掃除人が煤の汚染によって陰嚢がん（とても珍しいがんで、泌尿器科医の私も見たことがありません）をよく発症したなどという歴史的事実はあります。また前述のように、我が国でも戦時中秘密の**化学兵器工場の従事者**の間に数十年後高率に腎盂・尿管・膀胱がんが発症したという確実な記録がありますので、化学物質を扱う職業の方は尿路がんには特に注意された方がよいでしょう。また多くの色素は多少なりとも発がん作用があり（発がん実験に使われる薬剤には色素が多い）、**色素関係業務従事者**も注意が必要です。かつて筆を舐めなめ彩色を行う京都の西陣織の職人の間に膀胱がんが多発したという報告もあります。また最近あった、ある印刷工場従業員の間に胆嚢胆管がんが集中発生した事件についても、既に述べました。

ただこのような事象はごく稀な例で、がんにおいては、他の病気と違って徴候や生活歴はあくまでも「第4順位」の予防法なのです。ただしこれから具体的に述べる徴候には、やはり気を配っておく必要があります。

しこり：がんは「腫れもの」ですから、どんながんでも触れれば硬い訳です。ただし触れるためにはからだの表面に近いところに腫瘤がなければなりません。したがって乳腺・甲状腺、それに他臓器からの転移が来やすい腋窩リンパ節などがしこりを触れる対象となります。これらのうちで最も重要な臓器は乳腺であり、実際に我が国の対策型検診ではマンモグラフィーに平行して未だに触診が行われているのは、第9章で述べたとおりです。

乳腺については以前から「自己触診」として、定期的に自分で乳房を触れることの重要性が指摘されており、実際にこうして発見される乳がんはかなりの数にのぼります。ただしがんの自然史の章で述べたように、がんは直径2㎝を超えると既に進行がんである可能性がある訳ですから、早期診断法としての自己触診の価値はかなり限定的なものと考えられます。

腋窩（脇の下）や鎖骨窩（胸骨と肩甲骨を結んでいる湾曲した鎖骨の上内側の凹んだ窪み）・鼠蹊部（股の付け根）などのしこりは、がんのリンパ節転移や悪性リンパ腫の可能性があり、精査の必要があります。四肢や背中・尻などで触れるしこりは、多くの場合がんではありません。

咳・痰：咳や痰、特に血痰は呼吸器に特有の症状ですが、勿論肺がんでも起こります。ただし見た目で赤い血痰があるような肺がんは既に末期と考えられます。肺がんの対策型検診では、胸部X線単純撮影とともに喀痰検査が行われ、肉眼的には分からない痰の中のがん細胞や微量な血液の存在を検査しています。

腹部の徴候：胃がんや大腸がんは大きくなれば腹部の触診で触れますが、早期がんではまず触れませんので、がん予防の立場からは無意味と思われます。ただ私は、泌尿器科の一般診察中の腹部触診で、未診断の胃がんを2例発見した経験があります。勿論2例とも既に進行がんでした。

嚥下障害：嚥下障害は食道がんの重要な徴候です。食道の下端の胃の入り口で食物がつかえるのは、逆流性食道炎などでよくある徴候ですが、飲酒・喫煙者の人で飲み込んですぐ食べ物がつかえる感じが起こったら、直ちに消化器科で診てもらうことをお勧めします。

易《い》疲労感・食欲不振：すべての病気で起こる徴候ですから、特にがんの予防と関係はありませんが、これらの症状に気づいたのがきっかけで医療機関を訪れ、がんを発見された患者さんは結構多いものです。

血尿：血尿は腎がん・尿管がん・膀胱がんなどの尿路がんで起こります。一般に血尿が一番よく見られる病気は、女性ではごく普通に起こる膀胱炎ですが、この場合は大抵頻尿（尿の回数が増える）や排尿時痛のような血尿以外の症状を伴い、しかも何回も尿に血が混じります。ところががんによる血尿は「**無症候性間歇的血尿**」が特徴で、血尿以外に何の症状もなく、また血尿は一度きりで後は何事もなく止まってしまうことが多いのです。この時「何かの間違いだろう」と思わず、すぐに専門の泌尿器科医を訪れることが重要です。他科のお医者さんのところへ行くと、診察時に検尿をしてみて血尿がないとそのまま「様子を見ましょう」と帰されてしまうことが多く、手遅れのもととなります。

排尿困難：排尿困難（尿を出しにくい）は高齢男性の20－30％が罹患する前立腺肥大症に広く見られる症状ですが、かなり進行した前立腺がんで起こることがあります。ただ最近はどこのお医者さんでもすぐPSAを測定してしまいますので、排尿困難で初めてがんが見つかることは少なくなりました。

下血：下血（血便）は痔で起こることが多いのですが、直腸がんの症状でもあります。胃がんや大腸がんでも勿論出血はあるのですが、胃や小腸・大腸で腸内に出た血液はそれ自身が消化されて黒くなってしまうので、赤い血の色のまま大便に混じることはないのです。それ故大量に消化管内で出血があった場合は、コールタールのようなどろどろで真っ黒な大便が出ます。これを「**タール便**」と言います。肛門近くにある直腸がんからの出血は消化される間がないので、いわゆる血便として排出される訳です。早期の大腸がんではこのような大量な出血は稀ですが、目で見ては分からない僅かな出血（潜血と言います）が続いて起こることが多いので、対策型検診の「大腸がん検診」では、それを検出するために検便を行っているのです。

帯下：帯下（おりもの）は女性生殖器の一般的な炎症症状ですが、進行した子宮頸がんでは特にひどくなり、独特の悪臭を伴います。勿論これは末期がんの場合であって、がん予防の対象となる早期がんではこのような症状は見られません。

皮膚の変化：皮膚がんは一般にあまり予後の悪いがんではなく、皮膚表面の病変なので誰にでも発見されやすいこともあって、がん予防の観点からはそれほど注目を惹くものではありません。しかし例外的に、悪性黒色腫という色調が不均一な黒褐色の病変が速やかに拡がるがんは非常に転移しやすく、悪性度が高いことで有名です。普通のシミやソバカスと違う「いやらしい」皮膚病変に気づいたら、皮膚科医に相談するのがよいでしょう。

E．予防を諦めなければならないがん

予防がん学は20世紀後半に産声を上げ、急速に発展し、21世紀に入って大きな進展を見せましたが、依然として未だ全く手つかずのがんがいくつかあります。今の段階では予防を諦めなければならないがんです。全がんのうち、罹患数で2割強、死亡数で3割前後を占めるものと考えられます。以下それらを列挙します。

稀ながん：本章の最初で述べた「少数例・稀少例は無視する」という、予防医学の施策全体に共通して言える欠陥に該当する稀ながんについては、予防がん学の手は及んでいません。それらは第8章の「図8－1　がん全国推計罹患・死亡数の部位別割合（男女計）」の中の「その他」（全がん罹患数の19％、死亡数の17％）に含まれているもので、死亡数の多い順に列挙すると、白血病・卵巣がん・多発性骨髄腫・脳腫瘍・子宮体部がん（子宮頸部がんとは別のHPVとは無関係ながん）・甲状腺がん・皮膚がん・喉頭がんなどがこの範疇に入ります。年間死亡数は白血病（約9000人）を除くと何れも5000人以下です。甲状腺がん・皮膚がん以外はどれも予後の不良ながんで、治療法も確立していないものが多いのです。

膵がん・胆囊・胆管がん：稀ながんではないにもかかわらず、そして現在の予防がん学が必死で予防方法を模索しているにもかかわらず、どうしても解決できていないがんが膵がんと胆囊・胆管がんです。胆囊・胆管がんは激減中ですが、膵がんは増加中です。発がん原因も分からず、

高危険度群もはっきりせず、早期発見の方法もないので、0次・1次・2次予防のいずれもが無力です。しかも両者とも非常に予後が悪く、診断がついた時にはほとんどの症例が手術もできない末期の状態です。どんなことでもいいから、何か予防のきっかけを掴みたいものです。

電撃がん：第5章で述べた、あまりに経過が早くて、前回の検診ではがんが見つからなかったのに次回の検診では既に進行がんの状態にあり、2次予防では救命できないがんです。どんながんでも全体の5％程度に見られることも既に触れました。良性がん・悪性がんとどこが違うのか、現在の知識では分かっていません。検診を、例えば4ヵ月おきとか6ヵ月おきに施行すれば、あるいは早期がんの時期に発見できるのかも知れませんが、すべての人を対象にこんな短い期間で検診を行うなど、全く非現実的で実行不可能です。0次予防が可能ながんなら電撃がんも予防できる訳ですから、さらに0次予防の範囲を広げるための研究、すなわち発がん原因の探求が俟たれます。

将来のいつか、これらの今は予防を諦めなければならないがんの予防方法が明らかになった時――それが真の意味で「予防がん学」が学問として完成される時です。それは5年先でしょうか。10年先でしょうか。いや50年先でしょうか。その時がんはまだ人間社会の最大の宿痾としての地位を保ち続け、人類最強の敵として君臨を続けているでしょうか。

これまでの医療の歴史を振り返る時、第7章で触れた「膀胱結石」の例でも見られるように、ある病気を解決できる新しい医療技術が完成され、「これでもうこの病気は怖くない」という気運が人類社会に高まるのと時を同じくして、その時代時代で猛威を振るった多くの病気そのものが衰退し始め、やがて過去の病気として人類社会から消滅していきました。

予防がん学の歴史は高々半世紀をちょっと超えたほどの短いものですが、その発展の速度は異例と言ってよいほど早いものでした。このまま進歩を続ければ、それ程遠くない将来に予防がん学の完成の時期が到来する可能性があります。それと同時に、がんの罹患数の自然低下が起こり、今世紀中にも予防がん学は過去の学問と化してゆくように、今私には思えてならないのです。予防がん学の明るい将来に、皆で期待しましょう。

[まとめ]

私たちが現実に生きてゆく上で必要ながんの予防方法を、その重要性の順に列記すると次のようになります。

[第1順位] ピロリ菌除菌と胃がん検診・HPV検査と子宮がん検診およびワクチン接種・肝炎検査・禁煙・禁酒・節度ある性行為。

[第2順位] 大腸がん検診・乳がん検診・前立腺がん検診・肺のCT検診。

［第3順位］腹部超音波検診・結婚と出産・食べものの注意。
［第4順位］各種の徴候と生活歴。

今もし私たちの社会が一切のたばこと酒を断ち、不衛生な性行為を行わず、全員のピロリ菌感染と肝炎ウイルス感染を防止できたら、がん死亡は半分になります。「病気は社会の歪みであり社会悪のひとつである」という思想は、がんにおいてこそ最も正しく適用されます。

しかしながら現状では、膵がん・胆嚢胆管がん・電撃がん・稀少がんなど、予防を諦めなければならないがんが、全がんのうち罹患数の2割強、死亡数の3割ほど存在します。これらが今の予防がん学がまず解決しなければならない最大の標的です。

あとがき

「80％は良性がん」の意味について

執筆を終えるに際し、二つほど気にかかっている事項を書き加えておきます。

まず、この本の第一の目的は、臨床がん全体の80％を占める「良性がん」という新しいがんの概念を知っていただくことでした。ここで絶対に誤解していただきたくないのは、**良性がんは、非常に多数の「検診発見がん」を含めた「臨床がん」**（良性がん＋悪性がん＋電撃がん）**全体の80％を占めるのであって、検診以外の通常の診療過程で診断されたがん（外来発見がん）の80％を意味するのではない**ということです。

患者さんが何らかの症候に気づいて医師を訪れ、「がん」と診断されたがんはすべて「悪性がん」か「電撃がん」の範疇に入ります。１９７０年代以前のがんは全部こういった「外来発見がん」でしたが、それ以後「検診」、すなわち無症候の人にまでがん診断を実施する新しい手段が開発されたことによって、初めて「良性がん」問題が提起されるようになったのです。検診も最初のうちは診断技術が拙劣でしたから、主として「悪性がん」に近いところまで生長したがんだけが見つかり、すべて治療してもあまり問題はなかったのですが、その後急速に進歩した新しい診断技術が1990年代から2000年代にかけて「検診」に導入され、直径1cmのがんが確実に検出されるようになった時点で、初めて「良性がん」による過剰診断問題が浮上してきたのです。そしてこの事実に基づいて、「がんが生長を止めることはない」という19世紀以来のがん医学の金科玉条が否定されつつあるのですが、それはほんのここ数年の間に起こった出来事に過ぎません。

くどいようですが、「検診発見がん」と「外来発見がん」を混同しないよう、ご注意ください。

がんだけを狙った局所治療について

最後に、この本でこれまで述べてきた概念に全く反するひとつの考え方について、述べておきたいと思います。

「良性がん」の存在によって生じる「過剰診断」という事態に対処するための本書の解答は、「意図的監視」であった筈です。つまり私はこれまで一貫して、「良性がんは病気ではないのだから、治療すべきではない」と主張してきました。それ故ここで治療について論じるのは、全くもって矛盾以外の何ものでもありません。ですが、ちょっと聴いてください。

第5章の中で、私自身が経験した肺がんのお話をしました。まだがんの過剰診断の概念が生まれる以前の2005年に、たまたま右中肺葉に存在する末梢腺がんが発見され、内視鏡手術によって摘出してもらった経験です。もし過剰診断の知識がある今の時点でこのがんが発見されたならば、当然「意図的監視」が第一適応となる病変です。

しかし既に記したように、この手術を受けたことを、今私は決して「損をした」とは思っておらず、むしろ「せいせいしてよかった」と感じています。このがんに関する限り、これまでも将来も何ら気に掛けることはなく、定期検査を受ける必要もないからです。

がんが他の病気と決定的に違うのは、進行すれば「必ず生命をとられる」ことを、誰もが十二分に知ってしまっているところです。ですから「良性がん」がみつかって、医師によく説明を受けて、「意図的監視」のコースに入った患者さんがまず抱くのは、「このがんはずっと良性がんのままでいるのだろうか。たとえ可能性は低いにしても、将来のいつか悪性がんに変わることはないのだろうか。変わるとしたらそれはいつのことだろうか」という疑問でしょう。残念ながら現在の医学がこの疑問に回答できないことは、既に述べました。

こういう状態に患者さんが置かれた時、「多少痛くてもつらくても、いっそ取れるものならこのがんを取ってしまいたい」と考える人が現れるのは、極めて自然な成り行きでしょう。

良性がんの性質をよく理解して、「不必要な治療は受けない」と合理的に判断できる人は素晴らしい理性的な人です。しかしがんの場合に限っては、「不必要でもいいから取ってしまいたい」と考える人を、不合理だからといって無視してしまうのは、「医学の驕り」なのではないでしょうか。医学はもっと柔軟に、「せいせいしたい」患者さんの要望にも対応できるオプションも備えた、人間に優しい存在であるべきだと、私は思うのです。

そのオプションとして有効なのが、「がんだけを狙った局所治療」です。つい4－5年前まで、がんが見つかったら、どんなに小さくともその臓器すべてを摘除してしまう「根治的治療」が医学界の常識であり、それが将来の転移を防ぎ、患者の生命を救う唯一の方法だと信じられてきました。いや現在でも、大半の医師はまだこの常識を信じて日々の診療を行っている状況です。しかし「小さいがんなら、臓器すべてを取らずともがんだけ除去してしまえば十分だ」という考え方が、20世紀の終わり頃から（過剰診断の概念より以前に）現れ始めました。その具体的な方法が「がんだけを狙った局所治療」です。

その実際を、ほかのがんに先駆けて実用化されている前立腺がんを例に挙げて説明しましょう。既に述べたように、前立腺では画像診断が特に良く発達しているので、前立腺内のどこにどれほどの大きさのがんが存在するかを正確に知ることができます。前立腺は小さ過ぎて、外科手術によってがんだけを切り出す（これを「部分切除」と言います）ことはできませんが、その代わり、会陰部や直腸内からの穿刺術や、尿道内に挿入する内視鏡の技術を用いて、比較的容易にがん組織まで到達し、正常組織にはあまり影響を与えずにがん組織だけを破壊することができます。そしてその破壊のために用いるエネルギー源の種類によって、次のようないくつかの方法があります。

最初に開発された**小線源療法**（Brachytherapy）は、微量の放射性物質を封入したカプセルをがん組織の中に挿入します。**凍結療法**（Cryosurgery）はがんを凍らせて、ＨＩＦＵ（High intensity focused ultrasound）は超音波で、ＴＵＭＴ（Transurethral microwave therapy）は電波で、それぞれがん組織を破壊します。

これらの治療法が実用化された時代には、まだがんの過剰診断問題が表面化していませんでしたので、従来の「根治的治療主義」の信者たちの非難をかわすために、いずれの治療法もまず根治的治療である「前立腺全摘除術」の救命効果と比較して劣っていないことを立証する必要があり、多くの研究が行われました。しかし今から考えれば、これは意味のないことだったのです。何故なら、議論の対象となった「早期がん」の大多数は元々何もしなくとも死ぬことはない「良性がん」だったのですから、「局所治療」と「根治的治療」の間でどちらががん死が少ないかを比較しても、有意な結論が得られる筈がなかったからです。局所治療の意義は、がん死の多寡ではなく、あくまでもいかに「侵襲」（治療がからだに及ぼす医学的・心理的な悪影響）が少ないかによって判定されるべきです。

その意味で、ここに挙げた４種の局所治療法の侵襲の程度は、何れも甲乙つけがたいと言うべきでしょう。ただこの場合、医師は決して積極的に治療を勧めてはならないことに留意すべきです。良性がんに対して意図的監視で対処するか局所療法に踏み切るかは、あくまでも患者側が自らの判断で決定するべきオプションなのですから。

最近になって、こういう患者側からの意志に従って治療方針を決めるやりかたが、PRO（Patient reported outcome）というシステムとして提唱されはじめました。ただ現在のところ、その主な対象は糖尿病や高血圧などの成人病の扱い方であって、「生き死に」に直接関係するがんの場合についてはまだ論議が不十分です。具体的な「ガイドライン」などが立ちあげられるのはかなり先のことでしょう。ですから、とりあえずは「良性がん」の知識が医師の間で広く共有され、「意図的監視」か「がんだけを狙った局所治療」かの選択を患者さんの意志によって決められるような場が、一刻も早く実現できるよう、心から期待するものです。

Donovan JL, Hamdy FC, Lane JA et al: Patient-reported outcomes after monitoring, surgery, or radiotherapy for prostate cancer. NEJM 2016, 375: 1425-37.

著者について　渡辺決　わたなべ・ひろき

1935年生。東北大学医学部卒業。東北大学大学院修了。医学博士。京都府立医科大学教授（泌尿器科学）、明治国際医療大学大学院教授（予防医学）などを経て、現在京都府立医科大学名誉教授。渡辺記念長命研究所所長。日本泌尿器科学会「坂口賞」、朝日がん大賞、日本超音波医学会特別学会賞など受賞多数。勲二等瑞宝中綬章受章（2017年）。編著書に、『超音波腎臓病学』（金原出版）、『腎と泌尿器科超音波医学』（南江堂）、『排尿障害のすべて――病態と治療』（医薬ジャーナル社）、『チーム医療従事者のための臨床医学全科』（金芳堂）など多数。

検診《けんしん》で見《み》つかるがんの8割《わり》は良性《りょうせい》がんである
過剰診断時代の予防がん学

2019年6月25日　初版

著　者　渡辺決

発行者　株式会社晶文社
東京都千代田区神田神保町1-11 〒101-0051
電話　03-3518-4940（代表）・4942（編集）
URL http://www.shobunsha.co.jp

印刷・製本　ベクトル印刷株式会社

ISBN978-4-7949-7097-8 Printed in Japan

好評発売中

こわいもの知らずの病理学講義　仲野徹

医学界騒然！ナニワの名物教授による、ボケとツッコミで学ぶ病気のしくみとその成り立ち。大阪大学医学部の人気講義「病理学総論」の内容を、「近所のおっちゃんやおばちゃん」に読ませるつもりで書き下ろしたおもしろ病理学。脱線に次ぐ脱線。しょもない雑談をかましながら病気のしくみを笑いとともに解説する知的エンターテインメント。

（あまり）病気をしない暮らし　仲野徹

「できるだけ病気にならないライフスタイル」を教わりたい、という世間様の要望に応えて、ナニワの病理学教授が書いた「（あまり）病気をしない暮らし」の本。病気とはなんだろう、といった素朴な疑問から、呼吸、食事、ダイエット、お酒、ゲノムと遺伝子、がん、感染症、そして医学や研究についての雑談まで、肩の凝らない語り口で解説。

フケ声がいやなら「声筋」を鍛えなさい　渡邊雄介

かすれる、詰まる、聞き取れない——その「フケ声」、声筋の衰え（のどの老化）が原因かも。一般からプロフェッショナルまで、あらゆる声の悩みに応える日本随一の専門医が、ほっておくと重大な問題を導く「声」のトラブルの解消法をイラストを交えて丁寧に解説。人は声から老けていく！　声を鍛えて健康になるための一冊。

がんについて知っておきたいもう一つの選択　ボリンジャー／三木直子訳

全米25万部『Cancer』の著者がおくる、最新のがん療法ガイドブック。従来型（標準）の治療を受けながらも行える自然療法を多数紹介。がんについての徹底的な基礎知識と、がんを治すための「自然治癒力」を最大限に引き出す方法を、実際のエピソードと科学的知見に基づいてわかりやすく紹介する。監修：帯津三敬病院・原田美佳子医師。

オキシトシンがつくる絆社会　シャスティン・モベリ／大田・井上訳

オキシトシンは、人と人との寄り添い、肌と肌との触れ合いによって脳内で産生され、身体の隅々に届けられ、落ち着きや不安の軽減、治癒力の促進といった好ましい心身効果を生み出すホルモン。オキシトシン研究の第一人者であるスウェーデンの生理学者が、その研究成果をまとめた決定版。出産や医療、ケアの現場に携わるすべての人たちに。

薬草のちから　新田理恵

むくみが取れる。肌がつやつや。お腹を整える。男性も女性も元気になる！　ドクダミ、ハブソウ、ヨモギ、葛……。古来、医食同源として最も身近で暮らしと健康を支えた植物たちの「ちから」を、レシピと合わせて紹介。昔ながらの在来種のみを使った日本の伝統茶を伝える食卓研究家が、現代に継承される薬草文化について提案。